Monthly Book
Medicalitation

編集企画にあたって………

　東京オリンピック・パラリンピックが目前に迫っています．最近では，車椅子を利用している方を市中で見かけることが日本においてもそう珍しいことではなくなりましたが，これを機に，車椅子や電動車椅子利用者をはじめとした障害のある方々の社会参加がますます盛んになることを期待します．

　一方，身体と適合していないのではないかとみえる車椅子に出会うことも，あるのではないでしょうか．海外の方々が目にしたら，いくら新しくてきれいな車椅子であったとしても，日本の福祉用具のレベルが低くみられてしまいそうで，ちょっと恥ずかしく思うかもしれません．もちろん，車椅子・電動車椅子を利用する目的は多様で，例えば自宅や職場の狭い環境で使用するコンパクトな車椅子では，身体よりも環境との適合を優先せざるを得ない場合があります．一見しただけで良し悪しを判断することは難しいです．

　今回の特集は，車椅子や電動車椅子を日常的に処方している専門職向けに最先端の知識を提供するものではありません．各執筆者には，むしろこれらの処方にあまり馴染みのなかった方々を対象に，車椅子・電動車椅子の処方や利用者の指導をする際のポイントとなる事項を解説いただくようお願いしました．

　硯川氏には，医師をはじめとする関係者がどのように情報を収集し，機能評価を行い，どのような思考過程で処方をしているのかをまとめていただきました．とても興味深い研究結果が得られていると思います．

　児玉氏には，種々の車椅子の種類と採寸のポイントを解説いただきました．誌面の関係で解説できなかったパーツなどがあり残念です．

　村田氏，木之瀬氏，吉川氏にはそれぞれ脊髄損傷，片麻痺，重症心身障害児・者を中心とした患者さんに対する処方の実際をお書きいただきました．全員が，評価やシーティングの重要性に触れられていたのは大事なポイントと思います．

　北野氏には電動車椅子について，白銀氏にはクッションに関する種類や処方の実際，さらにメンテナンスなどの指導についても解説いただいています．とても実際的で有用な情報が得られます．

　松尾氏には，車椅子の車載方法と自動車の改造について執筆いただきました．これは大作です．

　植松氏には，利用者・家族が行うべき日常的なメンテナンスの具体的なポイントを解説いただきました．専門職としてはさらに幅広く知っておかなくてはならないと述べられています．

　最後に，樫本氏には制度の問題を解説いただきました．介護保険と障害者総合支援法との使い分けなどの知識は必須です．

　本特集が，読者の皆さんと車椅子の発展のために少しでもお役に立ち，我が国における車椅子やシーティングのレベルの底上げにつながっていただけると幸いです．

2020 年 1 月
高岡　徹

Key Words Index

Writers File

ライターズファイル（50音順）

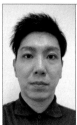

植松 規
（うえまつ ただし）

2007年	大阪人間科学大学社会福祉学科卒業 ㈱コムスン入社 ㈱ニチイ学館入社（コムスンよりニチイ学館へ事業譲渡）
2011年	（一社）日本福祉用具評価センターへ出向
2014年	（一社）日本福祉用具評価センター管理部，主任
2015年	同，係長
2019年	同センター事業部，係長

児玉真一
（こだま しんいち）

1983年	大学卒業後，国内最大手の義肢装具製造販売会社入社
1991年	義肢装具士免許（国家資格）取得
1996年	同社，姿勢保持装置製造販売部門
2002年	同社，技術部
2008年	社会福祉法人横浜市リハビリテーション事業団 横浜市総合リハビリテーションセンター研究開発課，工学技師
2015年	同，主任工学技師

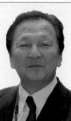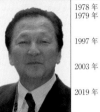

松尾清美
（まつお きよみ）

1978年	宮崎大学工学部卒業
1979年	労働福祉事業団総合せき損センター医用工学研究室
1997年	九州芸術工科大学生活環境専攻博士後期課程単位取得退学
2003年	佐賀大学医学部，准教授 同大学院医学系研究科，准教授（兼任）
2019年	佐賀大学を定年退職 合同会社KT福祉環境研究所，代表

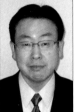

樫本 修
（かしもと おさむ）

1983年	東北大学医学部卒業 同大学整形外科学教室入局
1983〜87年	岩手県立中央病院整形外科
1990年	東北大学医学部整形外科，助手
1995年	宮城県拓桃園（肢体不自由者更生施設），医長
2000年	同，園長
2002年	宮城県身体障害者更生相談所，所長（兼務）
2006年	宮城県リハビリテーション支援センター，所長
2017年	宮城県保健福祉部，技術参事

白銀 暁
（しろがね さとし）

1996年	北海道大学医療技術短期大学部理学療法学科卒業 医療法人千寿会三愛病院，作業療法士
2003年	北海道千歳リハビリテーション学院理学療法学科，講師
2005年	リハビリテーション科学総合研究所，研究員
2011年	埼玉県立大学保健医療福祉学部理学療法学科，講師
2014年〜	国立障害者リハビリテーションセンター研究所福祉機器臨床評価研究室，室長 博士（理学療法学） 日本シーティング・コンサルタント協会理事 ISO TC 173/SC 1/WG 1（車椅子試験方法）& WG 11（シーティング）エキスパート

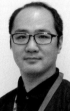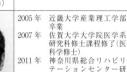

村田知之
（むらた ともゆき）

2005年	近畿大学産業理工学部卒業
2007年	佐賀大学大学院医学系研究科修士課程修了（医科学修士）
2011年	神奈川県総合リハビリテーションセンター研究部リハビリテーション工学研究室，研究員
2014年	佐賀大学大学院医学系研究科博士課程修了（医学博士）

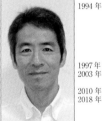

北野義明
（きたの よしあき）

1994年	金沢大学大学院工学研究科機械システム工学専攻修士課程修了 石川県リハビリテーションセンター開設準備室 石川県リハビリテーションセンター開設
1997年	石川県工業試験場（兼務）
2003年	石川県リハビリテーションセンター，主任技師
2010年	同，企画専門員
2018年	同，主幹

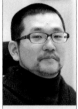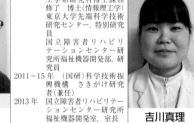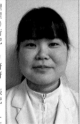

硯川 潤
（すずりかわ じゅん）

2009年	東京大学大学院情報理工学系研究科博士課程修了 博士（情報理工学） 東京大学先端科学技術研究センター，特別研究員 国立障害者リハビリテーションセンター研究所福祉機器開発部，研究員
2011〜15年	（国研）科学技術振興機構 さきがけ研究者（兼任）
2013年	国立障害者リハビリテーションセンター研究所福祉機器開発室，室長

吉川真理
（よしかわ まり）

2007年	産業医科大学医学部卒業 鹿児島市医師会病院臨床研修医
2009年	産業医科大学病院リハビリテーション科 中部労災病院リハビリテーション科
2011年	北九州市立総合療育センターリハビリテーション科 産業医科大学病院リハビリテーション科
2012年	北九州市立総合療育センターリハビリテーション科
2015年	産業医科大学リハビリテーション医学講座，助教
2017年	同大学若松病院リハビリテーション科，助教 同大学リハビリテーション医学講座，助教
2018年	横浜市総合リハビリテーションセンターリハビリテーション科

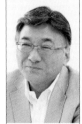

木之瀬 隆
（きのせ たかし）

1982年	国立善通寺病院附属リハ学院作業療法学科卒業 日本国有鉄道 中央鉄道病院
1991年	東京理科大学工学部電気工学科卒業
1993年	日本大学大学院理工学研究科修了（工学修士）
1998年	東京都立保健科学大学・首都大学東京，講師・准教授
2008年	日本医療科学大学作業療法学専攻，専攻長・教授
2019年	一般財団法人日本車椅子シーティング財団，代表理事

高岡 徹
（たかおか とおる）

1987年	横浜市立大学卒業 同大学附属病院研修医
1989年	横浜市立大学附属病院リハビリテーション科
1990年	神奈川県総合リハビリテーションセンターリハビリテーション科
1992年	神奈川県立足柄上病院リハビリテーション科
1995年	横浜市総合リハビリテーションセンターリハビリテーション科
1998年	国立長寿医療研究センター研究員
1999年	横浜市総合リハビリテーションセンターリハビリテーション科
2003年	横浜市立脳血管医療センターリハビリテーション科
2004年	横浜市障害者更生相談所，所長
2012年	横浜市総合リハビリテーションセンター，医療部長
2014年	同，副センター長

Contents

車椅子の処方と患者・家族指導のポイント

編集／横浜市総合リハビリテーションセンター副センター長　高岡　徹

Monthly Book

MEDICAL REHABILITATION No. 245/2020. 2 目次

編集主幹／宮野佐年　水間正澄

読んでいただきたい文献紹介

　車椅子やシーティングの重要性を疑う余地はありませんが，リハビリテーション専門職のなかで興味をもって取り組んでいる人達は少数派です．より多くの先生方がこの分野に参加され，技術の向上がはかられ，利用者の皆さんの利便性が高まることを期待します．

　今回は4つの書籍・文献を紹介させていただきました．いずれも有用な事項が書かれていて，参考になることは間違いありません．しかし，文字で得た知識には限界があります．実際の患者において，試行錯誤しながら座位姿勢を整え，車椅子を設計していく経験が欠かせません．ぜひそれぞれの病院や施設において，チャレンジされることをお勧めします．

1) 大川嗣雄ほか：車いす．医学書院，1987.
　現在では古典的な書籍の範疇になってしまうかもしれません．しかし，個人的には車椅子のことを最初にまとめて学ぶことができたものであり，恩師が執筆されているという点でも挙げさせていただきました．付属品の名称や制度などが今とは異なっている点や最新の車椅子の知識は得られないという面では不十分ですが，日本の車椅子の歴史や基礎的な訓練方法，駆動特性などを知るという点では貴重な資料です．

2) 沢村誠志，伊藤利之（監修），日本車椅子シーティング協会（編集）：車いす・シーティングの理論と実践．第1版，はる書房，2014.
　車椅子フィッティングの講習会のテキストとして用いられている本で，シーティングの考え方が基礎から学べます．章立てをざっと書き上げてみると，基本事項では用語や制度の解説，リハビリテーションにおけるシーティングの位置づけ，医学的な基礎知識，用具の具体的な種類や機能，材料の問題，評価と処方，採寸・採型からフォローアップ，などとなっています．本特集を執筆いただいた先生方が担当されている項目も多いです．

3) 在宅生活で使える！福祉用具ガイド．（増大）総合リハビリテーション，45（5）：2017.
　車椅子や電動車椅子を使用する場合，移乗，屋内の移動，屋外へのアクセスをどのようにするかという人的・物的環境の問題は重要です．紹介した文献は，リフトや段差解消機，スロープなどの用具の種類と使用方法の実際が書かれた実用的な書籍で，手元に置いておくときっと参考になると思います．

4) 車椅子・シーティング技術のこれから．日本義肢装具学会誌，35（3）：2019.
　最新の座位保持装置の紹介やシーティングクリニックの取り組みの解説などが掲載されています．義肢装具学会が義肢や装具に留まらず，福祉用具に関して幅広く対応しようとされていることが伝わってきて頼もしく思います．これから実際にシーティングクリニックを開設してみようと思われる先生方は，ぜひ目を通してみてください．

（高岡 徹）

MB Med Reha **No.245**：**1-7**, 2020

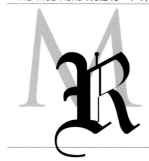

特集／車椅子の処方と患者・家族指導のポイント

車椅子処方における思考過程
―模擬判定調査が示す診立ての構造―

砚川　潤[*1]　近藤知子[*2]

Abstract　本稿では，更生相談所（以下，更相）における電動車椅子支給判定プロセスを詳細に調査した結果に基づき，適切な処方に必要な評価視点と多職種間の連携体制について考察した．判定スタッフが収集する利用者情報を分析すると，生活機能や家屋状況などの環境因子に加え，利用者の車椅子に対する考え方や価値観など個人因子の把握にも重点が置かれていた．専門職スタッフが収集する評価情報の項目数は 300 を超えていたが，更相内で用いられている書類にその項目が書式化されている割合はおよそ 5 割であった．一方で，スタッフから評価情報を伝達された医師による利用者の診察では，新規の情報はほとんど出現しなかった．これは，スタッフ間で収集すべき情報項目が十分に共有されていたことを示している．スタッフへのインタビューでは，日常業務で他職種スタッフの行動を観察することが，役割分担の認識醸成に重要であることが示唆された．

Key words　補装具費支給判定(acknowledgement of grant of prosthetic device expenses)，更生相談所(rehabilitation support center)，多職種連携(interprofessional collaboration)，内容分析(content analysis)，生活機能(functioning)

はじめに

　福祉機器を適切に選定することは，利用者の失われた心身機能を補い，活動や参加の水準を維持するために重要である．しかし，処方プロセスの如何によっては，利用者のニーズに合致しない機器が提供されることもあり得る．Phillips らによる米国の研究では，処方された福祉機器が使用中断に至る理由として，影響の大きさ順に以下の 4 点が挙げられている[1]．

① 選定時における利用者の意見の考慮不足
② 入手の容易さ
③ 機器の性能不足
④ 利用者のニーズや優先順位の変化

　最初の 2 項目が，選定時の十分な吟味の不足を指摘しており，機器自体の性能よりも優先順位が高い点が興味深い．同様の指摘は数多くの研究報告で共通しており，利用者の積極的な関与と，生活機能の深い理解が福祉機器選定の鍵であると考えられる[2)~4)]．

　しかし，こういった研究報告の大半が後ろ向きの調査を基にしている．つまり，福祉機器利用者の現状での満足度と，その福祉機器の選定方法との関係性を調べることで，あるべき処方プロセスが議論されている．したがって，良い結果をもたらす処方プロセスの必要条件は明らかになる一方で，それが現場でどのように実現されているかという点は調べられていない．理想的な福祉機器の処方を実現するために求められる具体的な体制や手順が明らかになれば，多様な現場での良質な福祉機器選定に寄与できる．

　以上の背景から，筆者の砚川は2011年度の厚生

[*1] Jun SUZURIKAWA, 〒 259-8555 埼玉県所沢市並木 4-1　国立障害者リハビリテーションセンター研究所福祉機器開発部福祉機器開発室，室長
[*2] Tomoko KONDO，杏林大学保健学部作業療法学科，教授

労働科学研究費補助金障害者対策総合研究事業の研究課題「障害者の自立を促進する福祉機器の利活用のあり方に関する研究」(研究代表者：諏訪基)における分担研究として，更生相談所(以下，更相)での電動車椅子の支給判定プロセスを詳細に調査する機会を得た[5][6]．更相は複数の医療・福祉専門職の配置が義務付けられており，多職種連携体制が実現された処方現場として学ぶべき有用な知見を得られると考えた．本稿では，そこで実施された「模擬判定調査」と専門職へのインタビューの結果に基づき，処方に必要な診立てのための視点を考察したい．

模擬判定調査の方法

1．調査プロセス

協力を依頼した2か所の更相(以下，更相A・更相Bと記す)において，仮想相談者を対象とした電動車椅子の模擬的な支給判定業務を記録した．調査には各更相の実スタッフが参加し，実際の業務フローに基づいた処方プロセスを再現してもらった．仮想相談者として，電動車椅子ユーザである障害当事者(頚髄損傷・C 4)に協力を依頼し，両更相で同一の相談者への処方作業を記録した．

まず，事前調査として，通常の判定業務の概要を把握するために，判定担当者へのヒアリングを実施した．また，居宅訪問などで判定前に取得する相談者情報の概要や書式の提供を受けた．居宅訪問が実施される場合は，研究協力者の承諾を得たうえで，国立障害者リハビリテーションセンター研究所の技術補助員(作業療法士)が実施した．

模擬判定は各更相内で実施し，ビデオカメラを用いて映像と音声を記録した．居宅訪問で取得した情報は，判定開始前にスタッフに提示した．スタッフ間での引き継ぎなど，相談者が同席しないプロセスも同様に記録した．評価情報が記入された書式や判定書も，資料として提供を受けた．別日に，模擬判定を振り返り，通常の判定業務の実態を確認することを目的に，半構造化インタ

ビューを実施した．

2．分　析

模擬判定の分析は，質的分析で処方者が持つ評価視点を抽出し，その結果に基づいて処方・判定に必要な情報が収集・共有されるプロセスを定量的に明らかにするという手順で行った．定量分析では，記録した動画から仮想相談者とスタッフ間の会話を抽出し，意味のある最小単位を切片として区切った．各切片には，その評価内容に応じて以下の5カテゴリから成る特徴ベクトルを付した．

ⅰ）話者(社会福祉士：SW，理学療法士：PT，相談者：CL，販売業者：PV，医師：DR，看護師：NS，リハエンジニア：EG)

更相A：SW，CL，DR，EG 各1名．

更相B：SW，PT，CL，PV，NS，EG 各1名．

ⅱ）国際生活機能分類(ICF)区分：心身機能，身体構造，活動・参加，環境因子，個人因子

ⅲ）質的分析で定義したカテゴリコード[5]：基本情報，機器へのニーズ，現在の車椅子の情報，生活機能，生活環境，身体への調整，適合，書式への記録，制度，使用の支援

ⅳ）時間区分：過去，現在，未来

ⅴ）情報の入出力関係：処方者への入力，相談者への出力

特徴ベクトルの各要素は2値として，同一カテゴリ中では最もあてはまる1項目のみが1となるように定義した．

このようにして得られた特徴ベクトルの時系列データをもとに，参与者間での情報のやり取りや，収集される情報の多様性を定量化した．

模擬判定調査が示す判定プロセスの実際

1．処方に必要な評価視点の多様性

まず表1に判定業務の質的な分析により抽出された評価情報のカテゴリラベルを示す．横に付した数字は，各カテゴリに含まれる評価情報の総数を表す．2か所の更相における調査結果を合わせると，7つのカテゴリにわたって631項目の情報が収集されていた．当然のことながら相談者の生

表 1. 抽出された評価情報のカテゴリ

カテゴリ	サブカテゴリ	項目数 更生相談所 A	B
基本情報	一般情報, 障害像, 補装具歴	34	31
補装具申請の確認事項	相談目的の確認, 新しい車椅子が必要な理由 希望する車椅子の機種／機能／装備, 車椅子に対する考え方	11	27
車椅子の関連事項	現在の車椅子, 車椅子の試用経験	24	48
生活機能	全身状態, 知的機能, 精神機能, 神経学的所見 平衡機能, 四肢・体幹機能, コミュニケーション 基本動作, 移動能力, 上肢機能 日常生活活動, 生活関連活動	97	247
環境因子	生活環境, 介助者・介助方法, 介助者の介入場面 福祉用具, 制度の利用	22	85
体圧分散状況測定	体圧分散状況測定の必要性の見極め 体圧分散状況測定の準備(装置の設定) 体圧分散状況測定の準備(使用する車椅子の準備) 初期設定(姿勢変化前)の評価 ティルト後の評価, リクライニング後の評価 リクライニングを戻した時の評価 測定結果の分析, 測定中のリスク管理	60	0
シーティング評価	バックサポート, 座面, コントローラー, アームサポート レッグサポート, フットサポート, 車椅子クッション 車椅子上での基本動作, 車椅子での移動能力 適合する車椅子の診立て(専門職間の評価の摺合せ) 適合する車椅子の試用, 適合評価中のリスク管理	53	0
	計	301	438

活機能と生活環境に関する情報が大きな割合を占め, 全体の約半分に及んだ. 事前訪問を実施する更相 B では, 家屋の状況や屋内での動線など, 生活環境で十分に車椅子を活用できることが丹念に確認されていた. また, 電動車椅子の支給を申請した目的や, 車椅子に関する考え方など, 利用者の価値観を含めた広範な個人因子が聴取されていた. 更相 A では, 体圧分散の測定や座位保持のための細かな調整もプロセスに含まれていた.

このような多面的な利用者の評価は, 神経難病患者への電動車椅子処方に関する先行研究でもその重要性が指摘されている[7]. 特に, 使用期間が長期にわたる電動車椅子では, 生活機能や環境因子の経時的な変化を考慮する必要性が高い. 広範な個人因子の理解は, そのような将来予測の精度を高めるうえで重要な役割を果たすと考えられる. また, 利用者の意見を考慮すること自体の重要性も先行研究で示されており[1], ここで確認された評価項目の構成は理想的といって良い.

2. 形式知と暗黙知

では, このような多岐にわたる評価情報は, 組織内で作り込まれた書式などに項目化され, 収集すべきものがあらかじめスタッフに明示されていたのだろうか? 図 1 に, 各更相において収集された情報の「書式化数」をカテゴリごとに示した. 収集された評価情報のおよそ半分は, 書式化された項目に該当せず, 判定スタッフがその場の判断で収集していたことがわかる. 実際, 調査後に提供された評価用紙の自由メモ欄はびっしりと文字や絵で埋められていた.

補装具の処方は豊富な知識と経験を有する作業である. そのような複雑な作業を標準化するために有用な手法が, 明文化されていないノウハウを体系化・可視化する「暗黙知の形式知化」だ. 評価用紙の内容だけで形式知化の度合いを議論することはできないし, 収集すべき情報の量と多様さを考えると, そもそもすべてを書式化することは難しい. しかし, スタッフの現場での判断に依存す

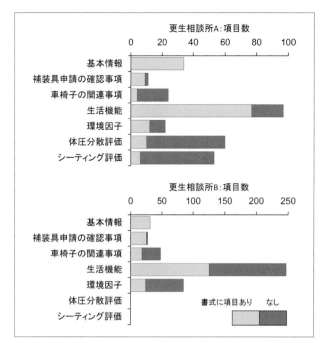

図 1. 評価項目の書式化数

表 1 に示したカテゴリごとに，更相内で用いられている書類の中に含まれる項目数と含まれない項目数をそれぞれ示した．

る割合が少なくないことは確かであり，したがってスタッフ各自に一定の技量が求められることが示唆される．

3．評価情報収集におけるチーム連携

図 2 は，評価情報の収集過程を，特徴ベクトル

の時系列順に可視化したものである．生データに近く，これだけでは内容を掴みにくいため，**図 3** に新出の情報がどのタイミングで収集されたかという視点でプロットしたグラフを示す．縦軸が累積の新出情報数を表す（なお，特徴ベクトルのパターンで各切片を比較しているため，前述までの評価情報の項目総数とは合計が異なる）．各判定のフェーズでバランス良く新しい情報が収集されていく様子がわかる．各スタッフに収集された情報は最終的に医師に集約され，利用者との最終面談を経て判定・処方に展開された．

注目すべきは，医師による面談のフェーズで，新出の情報がほとんどみられなかった点である．前段の各フェーズで，多職種スタッフの連携で不足なく評価情報が収集され，医師に伝達されたことが示唆される．個別の情報取得を医師が現場で指示しておらず，書式化率が半分であることを考慮すると，収集すべき評価情報の構成が判定チームで十分に共有されていたと解釈できる．

4．評価視点の構造

上述の特徴ベクトルは，更相 A，B でそれぞれ 39，28 種類存在したが，すべてが同等に出現するわけではない．**図 4** に，この特徴ベクトルの出現

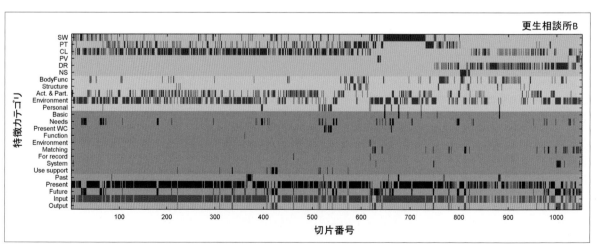

図 2. 特徴ベクトルによる判定プロセスの可視化

仮想利用者と判定スタッフとのやり取りを，意味の成り立つ最小単位である切片に分割し，内容分析から 5 カテゴリ 21 項目の特徴ベクトルを付した．図には，各切片の特徴ベクトルが時系列順に示されている．

図 3.
プロセスの進展に伴う新規情報の出現
切片の内容分析で得られた特徴ベクトル
は，話者を考慮しない場合28種類存在し
た．各種類の切片がどこで最初に現れた
かを，新出特徴ベクトルの累積数として
示した．

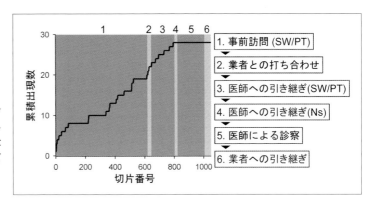

頻度を回数の多い順に並べて示した．更相 A，B
ともに，いわゆる「べき乗分布」と呼ばれる特徴が
みられた．これは，繰り返して頻回に言及される
少数の評価情報カテゴリと，言及頻度が低い多数
の情報カテゴリが混在していることを示してい
る．ちなみに，言語学では単語の出現頻度がこの
分布に従うことが知られており，英語では最も出
現頻度が高い単語が the である．頻度と重要性は
必ずしも相関せず，低頻度で出現する単語が重要
な情報を持つこともある．

　なぜこのような分布が電動車椅子処方のために
収集される評価情報にもみられたのだろうか？
判定チームは，それぞれが異なる専門領域を持つ
多職種の専門職で構成されている．したがって収
集される評価情報の中には，ある職種でしか取得
できないような，高い専門性を要するものが一定
数存在する．しかし，基本的な視座は共通してお
り，関心領域も職種間で部分的に重複する．判定
の現場では，各専門職が共通領域から専門領域に
至る評価情報の収集をスパイラルに繰り返しなが
ら，利用者の重層的な理解を進めていると考えら
れる．本調査でみられた「べき乗分布」は，このよ
うな連携の在り方を示している可能性がある．

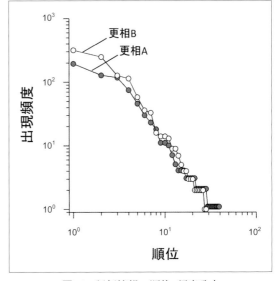

図 4．評価情報の順位-頻度分布
特徴ベクトルの種類ごとの総出現数を，その順位
に対して示した．

多職種連携のあり方

　模擬判定調査の定量的な分析から，医師を中心
に，疾患・全身状態・心身機能・機器・制度に精
通した各専門職が，各々に利用者の生活への希望
や社会参加の可能性を診立てながら並列的・超領
域的に連携している様子が明らかになった．この
ような連携の重要性は，判定スタッフへのインタ

ビューでも一貫して指摘された．

　判定チームは，チーム全体で共通する価値観と
利用者への共通の視点を持ちつつ，独自の役割を
互いに暗黙に理解しながら業務を遂行していた．
判定に関する共通の価値観として，
① 日常生活に必要不可欠なツールの発見
② 将来の生活や人生を見据えた支援
③ 公費による支給
の3項目が抽出された．判定スタッフ全員が，補
装具支給が公的制度であることを念頭に置き，長
期にわたって活用可能な支援ツールを見極めるこ
とを前提としていた．また，利用者への共通の視
点として，
① 利用者の多面的な理解
② 将来も含めた利用者独自の環境や生活の把握

③ 支援機器以外の選択肢も含めた利用者への最善の支援方法の模索

④ 支援ツールの利用者にとっての不可欠性と非代替性

の4項目が抽出された. 単なる医学的な評価にとどまらず, 利用者の全人格像を理解しようとすることが重要視されていた. そのうえで, 本人すら意識していない未来の活動像も推測しながら, 最善かつ必要不可欠な支援を見極めようとする利用者への視点が, スタッフ間で共有されていた.

各専門職独自の役割は, 互いの直接的な会話によってだけでなく, 他職種と利用者とのやり取りを観察することでも暗黙的に理解されていた. また, このような観察の場は情報共有の場としても活用されていた. 言い換えれば, 各専門職は他職種と利用者とのやりとりを見て, その知識を自らのものとして取り込み, 自らに足りない知識を補うとともに, それを元に自らの専門的視点を深めていた. このような知識の共有は, 対象者の総合的理解につながる. 同時に, どの専門職が欠けても, その職種の役割への理解に基づき, 他のスタッフがある程度その役割を代替できる可能性につながる. 処方・判定業務の技能向上のための教育・研修はもちろん実施されているが, こうした日常業務を通した学びが, 各スタッフの複合領域的な知識獲得の基盤となっていることが推測される.

おわりに

本稿では, 更相における調査結果に基づき, 適切な処方に必要な評価プロセスや多職種スタッフ間に求められる連携のあり方を考察した. 模擬的な電動車椅子の支給判定作業を記録し, 定性的・定量的な分析を経て, 特徴的な評価情報収集のプロセスが明らかになった. 収集される利用者の情報は多岐にわたり, 異なる医療・福祉専門職が重層的に情報を取得していた. 収集された情報は医師に集約され, 利用者への再確認を経て処方判定が下されていた. 収集される情報のおよそ半分は所内で用いられる書式に含まれない項目であり, 判定スタッフが必要に応じて収集すべき内容を判断していることが示唆された. このような相互理解に基づく多職種スタッフの連携が, 更相での効率的な判定業務の基盤となっていると考える.

評価情報は中央集権的に医師へ集約されるが, スタッフの現場での判断や連携はむしろ自律分散的である. 事後インタビューの分析結果を考慮すると, 残念ながら現状ではこのような連携体制は一朝一夕には構築できない. 日常業務におけるスタッフ間のコミュニケーションの蓄積が, 連携に必要な相互理解を醸成しているからだ. 近道はないが, その分得られる体制は強固で頑健であり, 各専門職スタッフは他職種の役割を文字通り体得できる. 適切な処方に必要な思考過程を習得するためには, 多職種が協働する場を意図的に設け, 超領域的な診立ての感覚を養うことが効果的かもしれない. そうすることで, 暗黙知のもとでの役割分担や情報共有のあり方が意識化・明確化され, 効果的かつ効率的な福祉機器処方を実践する連携体制の構築を促進できる可能性がある.

文 献

1) Phillips B, Zhao H：Predictors of Assistive Technology Abandonment. *Assist Technol*, **5**：36-45, 1993. doi：10.1080/10400435.1993.10132205.

2) Hocking C：Function or feelings：Factors in Abandonment of Assistive Devices. *Technol Disabil*, **11**：3-11, 1999.

3) Borg J, et al：User involvement in service delivery predicts outcomes of assistive technology use：A cross-sectional study in Bangladesh. *BMC Health Serv Res*, **12**：330, 2012. doi：10.1186/1472-6963-12-330.

4) Henschke C：Provision and financing of assistive technology devices in Germany：A bureaucratic odyssey? The case of amyotrophic lateral sclerosis and Duchenne muscular dystrophy. *Health Policy*, **105**：176-184, 2012. doi：10.1016/j.healthpol.2012.01.013.

5) 硯川 潤：模擬判定調査による車いす適合項目の

抽出. 厚生労働科学研究費補助金(障害保健福祉総合事業)総括・分担研究報告, 障害者の自立を促進する福祉機器の利活用のあり方に関する研究, pp. 69-94, 2011.

6) 硯川　潤ほか：補装具支給判定における専門職間連携プロセスの国際生活機能分類に基づく定量分析. 電気学会研究会資料, MBE-14-025〜040,

pp. 70-73, 2014.

7) Ward AL, et al：Power Wheelchair Prescription, Utilization, Satisfaction, and Cost for Patients With Amyotrophic Lateral Sclerosis：Preliminary Data for Evidence-Based Guidelines. *Arch Phys Med Rehabil*, **91**：268-272, 2010. doi：10.1016/j.apmr.2009.10.023.

MB Med Reha **No.245**：8-17, 2020

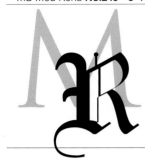

特集／車椅子の処方と患者・家族指導のポイント

車椅子の種類と採寸のポイント

児玉真一*

Abstract　医師・療法士・リハビリテーションスタッフが車椅子を処方する際は，個々の症例に応じた障害状況を製作業者に情報提供し，具体的な適合チェックポイントを共有することが重要ある.

本稿では，人力で駆動する車椅子(以下，手動車椅子)の種類を普通型・手押し型に分けて特徴を示し，車椅子各部の名称と機能，必要な身体接触面の把握，採寸の基準を紹介することで，医療職が知っておかねばならない要点をわかりやすく解説する.

Key words　手動車椅子(manually propelled wheelchairs)，普通型車椅子(self-propelled wheelchairs)，手押し型車椅子(assisted wheelchairs)，身体接触面(interface)，採寸(measurement)

手動車椅子の種類

1．手動車椅子の名称

車椅子の名称は，障害者総合支援法により補装具の種目，購入等に要する費用の額の算定等に関する基準[1)]に定められたものと，日本産業規格[注1)] JIS T 9201[2)]に規定されたものの2種類がある.

本誌の読者層に鑑み，本稿では障害者総合支援法での名称を優先し，日本産業規格(JIS)の名称を［ ］内に表記する.

1）普通型［JIS：自走用標準形][3)]

車椅子利用者(以下，利用者)が自ら駆動・操作する車椅子の総称．後輪は大径車輪[注2)]にハンドリムを装備し，前輪にキャスターを装備した4輪で構成される車椅子(**図1**).

注1）2019年7月1日に工業標準化法が産業標準化法に改正され，日本工業規格(JIS)が日本産業規格(以下，JIS)へと名称変更された.

注2）大径車輪とは，直径が18インチ以上の車輪のこと.

適　応：脊髄損傷の対麻痺，脳卒中後遺症の片麻痺など

ⓐ**6輪構造部品**：室内での使用を主目的とする普通型車椅子に6輪構造部品を付加する場合がある(**図2**)．4輪構造の車椅子より小回り性能に優れ，狭い場所での使用に適している［JIS：自走用室内形].

適　応：脳卒中後遺症の片麻痺，脳性麻痺の四肢麻痺などの居宅用

ⓑ**リクライニング式普通型，ティルト式普通型，リクライニング・ティルト式普通型，手動リフト式普通型［JIS：自走用座位変換形]**：姿勢変換可能で，利用者自らが駆動・操作する自走用車椅子(**図3**).

適　応：頸髄損傷の不全四肢麻痺，筋萎縮性側索硬化症など

2）手押し型［JIS：介助用][3)]

介助者が押して駆動・操作する車椅子.

ⓐ**手押し型A 大車輪のあるもの［JIS：介助用標準形]**：後輪は中径車輪[注3)]を装備し，前輪に

---

* Shinichi KODAMA，〒222-0035 神奈川県横浜市港北区鳥山町1770　横浜市総合リハビリテーションセンター研究開発課，主任工学技師

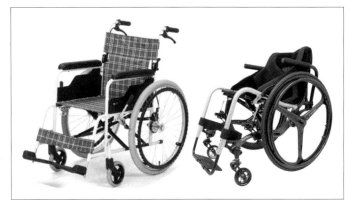

a | b

図 1.
普通型〔JIS：自走用標準形〕
　a：AR-201B（松永製作所）
　b：ZZR（オーエックスエンジニア
　　リング）

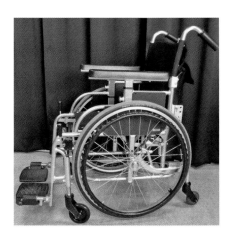

図 2. 普通型に 6 輪構造部品を付加したも
　の〔JIS：自走用室内形〕
　　SKT-500（ミキ）

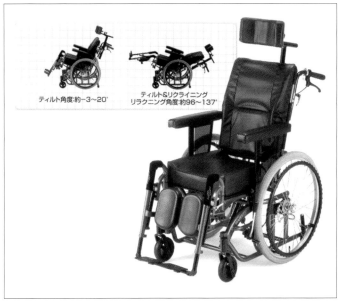

ティルト角度：約−3〜20°

ティルト＆リクライニング
リクライニング角度：約96〜137°

図 3. リクライニング・ティルト式普通型〔JIS：自走用座位変換形〕
MAJESTY（日進医療器）

キャスターを装備した車椅子．ハンドリムはない
（**図 4**）．

　適　応：虚弱高齢者，精神運動発達遅滞児など

　ⓑ**リクライニング式手押し型，ティルト式手押
し型，リクライニング・ティルト式手押し型
〔JIS：介助用座位変換形〕**：座位保持・姿勢変換を
主目的とした手押し型車椅子（**図 5**）．

　適　応：頚髄損傷（C5 より高位損傷），筋萎縮性
側索硬化症など

　ⓒ**手押し型 B 小車輪だけのもの〔JIS：介助用
特殊形〕**：後輪は小径車輪[注4]を装備し，前輪に
キャスターを装備した車椅子．障害児用バギーや
シャワーキャリーなど（**図 6**）．

注3）中径車輪とは，直径が 12 インチ以上で 18 イ
　　ンチ未満の車輪のこと．

　適　応：脳性麻痺児など

　3）その他[3]

　ⓐ**障害者総合支援法と日本産業規格**：それぞれ
に規定された呼称の対比を**表 1**に示す．

　ⓑ**その他**：JIS には**表 1**以外に，自走用特殊形，
介助用浴用形，介助用パワーアシスト形，介助用
特殊形がある．

各部の名称と機能[4]

1．身体接触面[4][5]

　車椅子が利用者の身体を支持する座席・バック
サポート，アームサポート，フットサポートにつ
いて解説する．

注4）小車輪とは，直径が 12 インチ未満の車輪のこ
　　と．

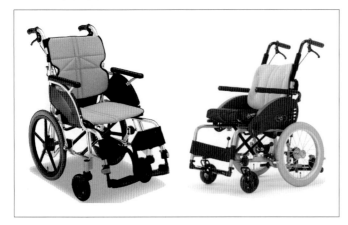

a | b

図 4.
手押し型 A 大車輪のあるもの［JIS：介助用
標準形］
　a：NEXT-21B（松永製作所）
　b：CAPTAIN（日進医療器）

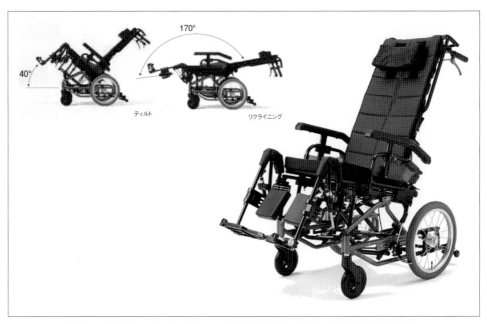

170°

40°

ティルト　　　　　　　　リクライニング

図 5. リクライニング・ティルト式手押し型［JIS：介助用座位変換形］
グランドフリッチャーユニダッシュ＿EX（ミキ）

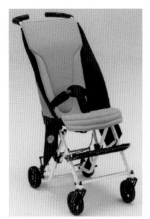

図 6. 手押し型 B 小車輪だけのもの
［JIS：介助用特殊型］
MB-PONY（松永製作所）

**1）座席, バックサポート［JIS：シート, バック
　　サポート］**
　ⓐ**座布［JIS：スリング式］**：布などの両端を固
定してハンモックのように身体を支持する方式.
　ⓑ**座板［JIS：ソリッド式］**：板の表面にクッショ
ンを設置して身体を支持する方式.
　ⓒ**張り調整［JIS：張り調整式］**：複数のベルト
による“たわみ”を利用して身体を支持する方式
（**図7**）. 殿部の丸味や脊柱の弯曲を再現しやすい
ことから身体支持に適している. 特に, 張り調整
式バックサポートは, 脊柱側弯症や脊柱後弯症に
適合させやすい.

表 1. 障害者総合支援法・日本産業規格　車椅子呼称対比表

一般名称	障害者総合支援法		日本産業規格	
利用者が自ら駆動する車椅子	普通型	リクライニング式	手動車椅子	自走用標準形（自走用スポーツ形）
		ティルト式		自走用座位変換形
		リクライニング・ティルト式		
		手動リフト式		
	前方大車輪型	リクライニング式		自走用室内形
				自走用座位変換形
	片手駆動型	リクライニング式		自走用パワーアシスト形
				自走用座位変換形
	レバー駆動型			自走用パワーアシスト形
介助者が押して駆動・操作する車椅子	手押し型	A 大車輪のあるもの B 小車輪だけのもの	介助用車椅子	介助用標準形（介助用室内形）
		リクライニング式		介助用座位変換形
		ティルト式		
		リクライニング・ティルト式		

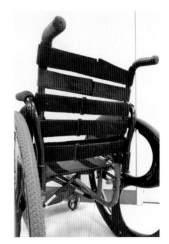

図 7. 張り調整式バックサポート

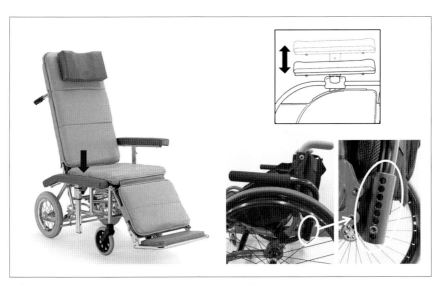

a | b / c

図 8. アームサポート
a：落し込み式 RR70N（カワムラサイクル）
b：高さ調整式（工具不要）　c：段階調整式（要工具）

2）アームサポート［JIS：アームサポート］

ⓐ高さ調整式［JIS：落し込み式］：前腕を乗せる部分が上下に可動する方式．車椅子用クッションの厚さに合わせて身体との微調整が可能となる．落し込み式とは，側方への移乗が容易になるようシートまで下げることができるものを指す（**図8**）．

ⓑ角度調整式：前腕を乗せる部分の角度を変えることができる方式．リクライニングやティルトの角度に合わせて，車椅子付属のテーブルを水平に保つことができる（**図9**）．

ⓒその他：脱着式，跳ね上げ式，高さ角度調整式，アームサポート拡幅，アームサポート延長［JIS：固定式，開き式，横倒し式，着脱式］などがある．

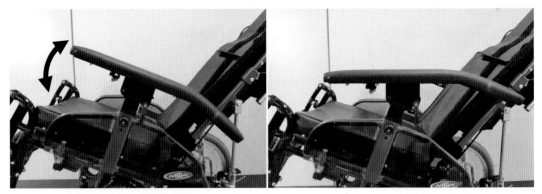

a．シート角度と平行　　　　　　　　　　b．水平

図 9. アームサポート［JIS：アームサポート］

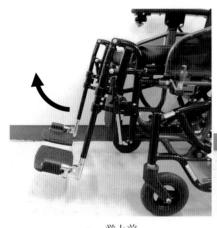

a．挙上前　　　　　　　　　　b．挙上後

図 10. レッグサポート［JIS：フット・レッグサポート］

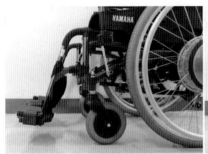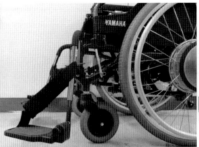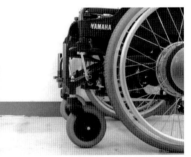

a．開く前　　　　　　　b．開いた状態　　　　　　c．抜去後（工具不要）

図 11. レッグサポート脱着式［JIS：着脱式］

**3）レッグサポート［JIS：フット・レッグ
　サポート］**

　ⓐ**挙上式［JIS：挙上式］**：フットサポート・レッグサポートを上下に可動する方式（**図10**）．膝関節可動域に屈曲制限などがある場合，屈曲角度に合わせて下腿・足部を支持する．

　ⓑ**脱着式，開閉・脱着式［JIS：開き式，着脱式］**：レッグサポートを外側方に展開できるようにした方式が開閉式．レッグサポートを抜去できるようにした方式が脱着式．両方可能にした方式が開閉・脱着式．フットサポート・レッグサポートを取り除くことで移乗などの立ち座りの際に足元の空間を確保でき，利用者・介助者が動きやすくなる（**図11**）．

　ⓒ**その他**：開閉・挙上式，固定式などがある．

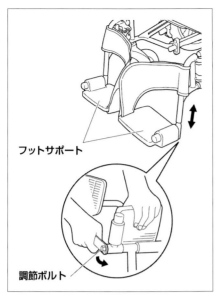

図 12. フットサポート高さ調整の方法
調節ボルトを緩めてフットサポートを
上下に移動し，適切な位置に設定後調
節ボルトを締めて固定する．

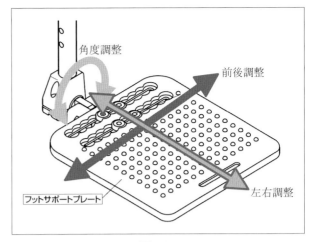

図 14.
フットサポート前後調整，角度調整，
左右調整によって動く方向

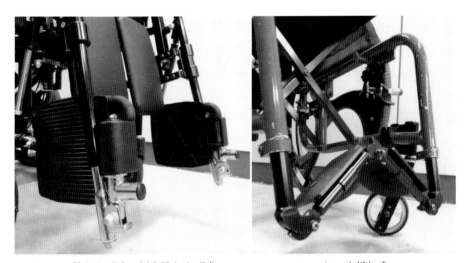

a．跳ね上げ式＋側方跳ね上げ式　　　　b．中折れ式
図 13. フットサポート

4）フットサポート［JIS：フットサポート］

　足部支持部のこと．工具を用いれば下腿長に合わせてフットサポートの高さを上下に調整できる．座クッションの厚さに応じてフットサポートの高さを調整すれば，大腿部と座面の圧力を分散できる（図 12）．

　ⓐ跳ね上げ式，側方跳ね上げ式，中折れ式：フットサポートを利用者側に動かせるものが跳ね上げ式，側方へ開閉できるものが側方跳ね上げ式（図 13-a）．いずれも足元の空間を確保できる．左

右のフットサポートを継手で連結し，車椅子の剛性を高めるものが中折れ式（図 13-b）．

　ⓑ前後調整，角度調整，左右調整：フットサポートを進行方向に向かって前後に調整できるものが前後調整，足関節を底背屈方向に角度調整できるものが角度調整，左右に調整できるものが左右調整．膝関節の内外反や拘縮角度，足関節の底背屈，内外反などに対応するために各種調整を行う（図 14）．

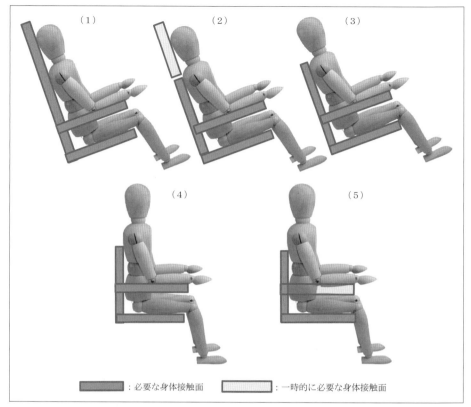

図 15. 必要な身体接触面の把握

:必要な身体接触面　　　　:一時的に必要な身体接触面

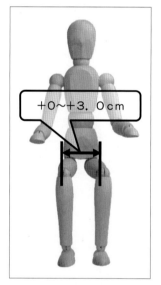

＋0〜＋3.0cm

図 16. シート幅寸法値

5）その他

キャリパーブレーキやフットブレーキ（介助者用）など，各種ブレーキや転倒防止装置（キャスター付き折りたたみ式）など解説を要する付属品が多数あるが，誌面の都合上，今回は省略する．

採寸の方法

1．身体接触面[4)5)]の把握

利用者が車椅子上で座位をとる際に必要な身体接触面は，利用者の座位機能により5段階に分けることができる．採寸者は車椅子設計の際，背座角度と身体接触面の範囲を把握する（図 15）.

(1) ヘッドサポートが不可欠な場合

定頸できず，姿勢を維持できない場合．利用者を後傾したギャッジベッドや座位変換形車椅子などに座らせ，医療職の監視下で採寸を行う．

(2) ヘッドサポートが一時的に必要で，バックサポートが不可欠な場合

短時間の定頸は可能だが，座位保持が困難な場合，利用者を後傾した座位変換形車椅子などに座らせ，医療職の監視下で採寸を行う．

(3) バックサポートが必要で，自分で座り直しができない場合

短時間の座位保持は可能だが，姿勢が崩れても座り直しできない場合．利用者を後傾した座位変換形車椅子などに座らせ，医療職による監視下で

採寸を行う.

（4）バックサポートが必要で，自力で座り直しができる場合

感覚障害，褥瘡，疼痛の有無を確認しながら，利用者をバックサポート・アームサポート付きの椅子や標準形車椅子などに座らせ，採寸を行う.

（5）バックサポート不要で，自力で座り直しができる場合

感覚障害，褥瘡，疼痛の有無を確認しながら，利用者をバックサポート付きの椅子や標準形車椅子などに座らせ，採寸を行う.

2．採寸の基準[5)~8)]

1）シート幅

【定義】座面の有効幅（**図 16**）

【寸法値】殿部の最大幅（座位殿幅）を触診・計測し，0~3.0 cm 加算した値

【注意事項】シートパイプ外寸やアームサポートパイプ内寸を指すなど，車椅子メーカーによってシート幅の定義が異なるため，機種ごとの注文書を確認してから採寸する必要がある.

2）シート奥行

【定義】座面の有効奥行（**図 17**）

【寸法値】膝窩から殿部最後端を触診・計測し，計測値から 2.5~7.5 cm 減算した値

【注意事項】

・バックサポートを張り調整式にした場合，身

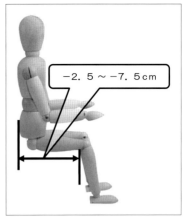

図 17．シート奥行寸法値

体が 5 cm 程度車椅子後方へ移動するため，減算値に注意を要す（筆者は張り調整を活用する場合，7.5 cm 減算を最大値としている）.

・シート奥行の定義が車椅子メーカーによって異なり，バックサポートパイプ前面とシートパイプの上面の交点（以下，寸法基準点）からシートパイプ先端までを指す場合やシートパイプそのものの長さを指す場合があるため，機種ごとの注文書を確認してから採寸する必要がある.

3）バックサポート高

【定義】背面の有効高さ（**図 18**）

【寸法値】適切な座クッションに座ったうえでの寸法基準点からバックサポート上縁までの値

【注意事項】

・身体計測の座高とは異なる.

・座クッションの厚みを加算しないとバックサ

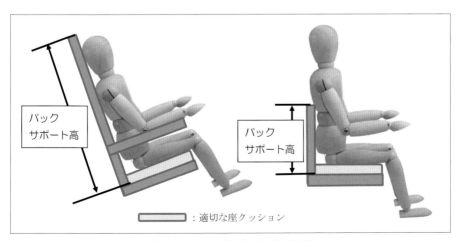

図 18．バックサポート高寸法値

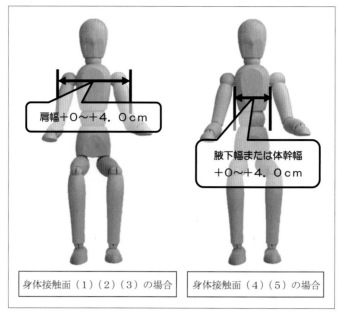

肩幅＋0〜＋4.0cm

腋下幅または体幹幅
＋0〜＋4.0cm

| 身体接触面（1）（2）（3）の場合 | 身体接触面（4）（5）の場合 |

図 19. バックサポート幅寸法値

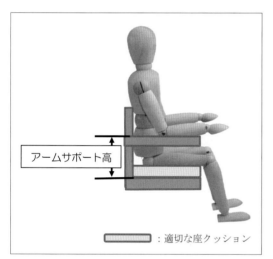

アームサポート高

　　　：適切な座クッション

図 20. アームサポート高寸法値

ポートが，想定より低くなる．

・(5)の人の留意点：自走できる人にとって高す
　ぎるバックサポートは邪魔になるためアーム
　サポートが高すぎないように注意する必要が
　ある．

4）バックサポート幅

【定義】背面の有効幅（**図 19**）

【寸法値】

・必要な身体接触面(1)(2)(3)の場合：肩幅の最
　大幅(座位肩幅)を触診・計測し，0〜4.0 cm
　加算した値

・必要な身体接触面(4)(5)の場合：体幹の最大

幅(腋下幅または体幹幅)を触診・計測し，0〜
4.0 cm 加算した値

【注意事項】

・肩甲帯支持の要否が，バックサポート幅を決
　める．

・バックサポートパイプを外側方に弯曲させる
　ことで，肩甲帯と腰部の両方を適切にサポー
　トすることは可能．

5）アームサポート高

【定義】アームサポートの有効高さ（**図 20**）

【寸法値】

　身体接触面(1)(2)(3)(4)の場合：適切な座クッ
ションに座ったうえでの寸法基準点からアームサ
ポート表面までの値

【注意事項】

・座クッションの厚みを加算しないと，アーム
　サポートが想定より低くなる．

・アームサポートは肩関節を 10〜20° 程外転す
　る位置にあるため，座位肘頭高とは異なる．

・身体状況の変化に伴い座クッション機種変更
　の可能性がある場合は，高さ調整式アームサ
　ポートを選択する．

文 献

1) 一般社団法人日本義肢協会：購入基準，障害者総合支援法補装具の種目，購入等に要する費用の額の算定等に関する基準，pp. 88-89，2018.
2) 日本工業標準調査会審議：附属書JA（規定）車椅子形式分類，手動車椅子JIS T 9201，pp. 46-p48，日本規格協会，2016.
3) 児玉真一：車椅子・電動車椅子．総合リハ，**43**(8)：711-715，2015.
4) 児玉真一：コミュニケーションを支えるシーティングの基本．コミュニケーション障害，**28**(1)：10-11，2011.
5) 財団法人テクノエイド協会：車椅子の選び方．2003.
6) 児玉真一：脳性麻痺のための車椅子のひとつの考え方，日義肢装具会誌，**26**(3)：172-174，2010.
7) 日本リハビリテーション工学協会車いすSIG：身体寸法と車いす寸法，車いす適合マニュアル．pp. 18-22，パシフィックサプライ，2003.
8) 児玉真一ほか：Ⅳ．姿勢保持装置製作の実際　3．計測項目．日本リハビリテーション工学協会SIG姿勢保持（編），小児から高齢者までの姿勢保持，第2版，pp. 164-167，医学書院，2010.
9) 株式会社松永製作所〔http://www.matsunaga-w.co.jp/〕
10) 株式会社オーエックスエンジニアリング〔http://www.oxgroup.co.jp/oxgroup_site/product.html#wheelchair〕
11) 日進医療器株式会社〔http://www.wheelchair.co.jp/index.php〕
12) 株式会社ミキ〔http://www.kurumaisu-miki.co.jp/index.html〕
13) 株式会社きさく工房〔https://kisakukobo.jp/〕
14) 株式会社今仙技術研究所〔https://www.imasengiken.co.jp/〕
15) 株式会社カワムラサイクル〔https://www.kawamura-cycle.co.jp/〕

Monthly Book
MEDICAL REHABILITATION

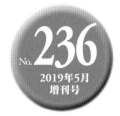

最新増刊号

脳卒中
リハビリテーション医療
update

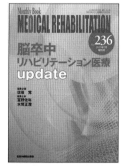

編集企画／**佐伯　覚**（産業医科大学教授）

182頁　定価(本体価格 5,000 円+税)

脳卒中のリハビリテーション医療の「今」がこの一冊で丸わかり！
update に最適な一冊です！

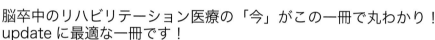

目　次

（株）全日本病院出版会

各誌目次がご覧いただけます！
www.zenniti.com

〒113-0033　東京都文京区本郷 3-16-4　　　電話(03)5689-5989　　　FAX(03)5689-8030

MB Med Reha **No.245**：**19-26**, 2020

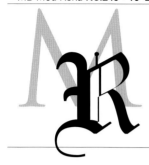

特集／車椅子の処方と患者・家族指導のポイント

車椅子処方の実際：
脊髄損傷（胸腰髄損傷）・頚髄損傷者

村田知之[*1]　沖川悦三[*2]

Abstract　胸腰髄損傷者と頚髄損傷者（以下，脊髄損傷者）は，損傷高位により残存機能レベルが異なるが，車椅子との適合状況により，できることが制限されたり，逆に諦めていたことができるようになったりする．車椅子の処方が，本人の可能性を左右することを処方に携わる者は把握しておかなければならない．そのため車椅子の処方は，本人の要素だけでなく，本人を中心に人的環境や物理的環境を考慮し，車椅子に必要な機能や機構，付属品などを決定しなければならない．本稿では，車椅子の3機能である移動や姿勢，移乗に着目し，Zancolli分類による残存機能レベル別にみた車椅子の特徴と処方のポイントについて整理した．これらを参考に生活に活きる車椅子の処方に役立てていただきたい．そして，適合後も定期的なフォローアップにより成長や加齢といった時間の流れにも対応し，継続的な社会参加へ繋げていくことが重要である．

Key words　脊髄損傷者(spinal cord Injury)，手動車椅子(manually propelled wheelchair)，移動(driving)，姿勢(seating)，移乗(transfer)

胸腰髄損傷者と頚髄損傷者への
車椅子処方について

　胸腰髄損傷は，損傷高位により体幹機能が異なるが，上肢機能は残存するためADLの自立度が高い．そのため，就労や就学などの社会参加だけでなく，スポーツ・趣味活動など幅広いニーズがあり，活動性が高い．頚髄損傷は，胸腰髄損傷に比べ損傷高位が高いため，自律神経障害の影響が顕著であること[1]や残存機能が低下しているため，ADLの獲得が困難となる．胸腰髄損傷者と頚髄損傷者（以下，脊髄損傷者）の生活で用いる車椅子の処方は，本人を中心に人的環境や物理的環境を考慮し，車椅子に必要な機能や機構，付属品などを決定しなければならない．

　本人の要素には，身体機能や身体寸法，生活習

慣，年齢，性別，障害者観，経済状況などがあり，人的環境には，家族や介助者の状況がある．例えば，高位頚髄損傷や加齢による残存機能の低下により，移乗やADLに介助を必要とする場合がある．その際，介助者の意見も車椅子処方に反映することが求められる．物理的環境には，車椅子と車椅子の使用環境（住宅，施設，屋内，屋外，生活で併用する他の福祉用具など）がある．

　重要なポイントとして，処方された車椅子によって，できることが制限されることや，逆に諦めていたことができるようになるなど，本人の可能性が左右される．そのことを処方に携わる者は把握しておかなければならない．

　本稿では，Zancolliの上肢機能分類[2]による残存機能レベル別にみた車椅子の特徴と処方のポイントについて，車椅子の3機能であると移動・姿

[*1] Tomoyuki MURATA，〒243-0121 神奈川県厚木市七沢516　神奈川県総合リハビリテーションセンター研究部リハビリテーション工学研究室，研究員
[*2] Etsumi OKIGAWA，同，主任研究員

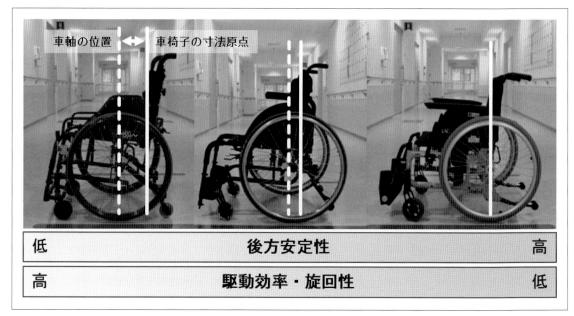

車軸の位置 ←→ 車椅子の寸法原点		
低	後方安定性	高
高	駆動効率・旋回性	低

図 1. 矢状面における駆動輪の車軸位置

右図は，バックサポートの延長線上に駆動輪の車軸位置を設けている．左図は，6 輪型車椅子である．駆動輪の車軸位置を重心位置に近づけている．中央の図は，その中間に位置している．車軸の位置は，車椅子によって調整可能な機種もあるため，身体機能の変化に応じて調整できる．

勢・移乗に着目し，整理していく．

損傷レベルと車椅子の 3 機能

1．移　動

　残存機能レベルが C4（第 4 頸髄）の場合は，上肢の麻痺により，手動車椅子の駆動が困難である．そのため，上肢を使わない操作方法（例えば，チンコントロールや頭部スイッチなどを用いた入力）で電動車椅子を操作し移動を獲得することになる．C5（第 5 頸髄）では，路面抵抗が小さい床材の平坦な屋内であれば両上肢駆動による移動が可能である．しかし屋外では，路面抵抗だけでなく段差や傾斜など環境面の障害が多いためパワーアシスト形車椅子や電動車椅子を用いた移動が実用的となる．C6（第 6 頸髄）では，両上肢駆動がほぼ実用的となる．脊髄損傷者は，損傷高位が低いほど上肢や体幹の機能が上がり，駆動の実用性が増す．

　先に述べたが，処方された車椅子の性能や適合状況によって獲得できる能力に差が生じることがある．脊髄損傷者が車椅子を用いて活動的な生活を送るためには，車椅子の移動性能を向上させ，効率良く上肢の力を駆動輪（ハンドリム）へ伝える

ことが求められる．そのためには，駆動姿勢だけでなく，駆動輪の位置やタイヤ・ハンドリムの種類，フレーム剛性などに配慮しなくてはならない．

1）駆動輪の車軸位置と駆動効率

　両上肢駆動において効率良く上肢の力を駆動輪（ハンドリム）へ伝えるためには，肩（上肢）と駆動輪（ハンドリム）の位置関係が重要となる．矢状面において，駆動輪の車軸位置をバックサポートパイプより前方にすることで，上肢の可動域を有効に活用し，ハンドリムをより広範囲で捉えて駆動することができるため，駆動効率が向上する．さらに，車軸位置が車椅子と身体の合成重心位置に近づくため，転がり抵抗が小さい駆動輪の荷重割合が増加し，走行抵抗を減少させることができる（**図 1**）．

　駆動効率の向上は，車椅子駆動に伴う肩関節や手関節の負担軽減にも繋がるため，長期間の使用に伴う肩関節障害や手関節障害，手根管症候群（正中神経麻痺）といった二次障害を予防できる[3]．

　しかし，車軸位置を前方にすることは，前輪キャスタと駆動輪の接地点で構成される支持基底面が減少し，登坂や段差を乗り越える動作時に後

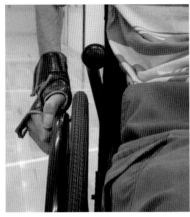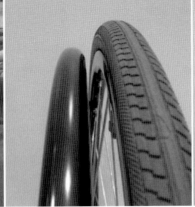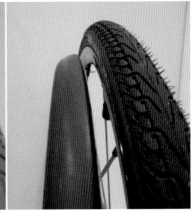

a | b | c

図 2. ハンドリムの形状と取り付け状況

a は，グローブを装着してビニールコーティングのハンドリムを駆動する様子（C6B2）である．b は，アルミニウムのハンドリムである．c は，ビニールコーティングされた特殊な断面形状のハンドリムである．脊髄損傷者の駆動では，ハンドリムを握り込まず，ハンドリムに手指を押し当てて駆動する．そのため，タイヤとハンドリム取り付け間隔は狭いものが望ましい．それにより，車椅子全幅の縮小にも繋がる．

方へ転倒しやすくなる．キャスタ挙げ動作ができない場合には転倒防止装置の要否を検討する必要がある．また，駆動輪の後方にキャスタを配置した6輪型車椅子を使用することで，後方転倒に対する安全性を確保することができる．この6輪型車椅子は，キャスタと駆動輪のホイルベースが短いため回転半径が小さく，広さに制限がある屋内環境（特に住宅内）での使用に適している．敷居などの段差についても後方に配置したキャスタを利用し安全に段差を乗り越えることができるのも特徴である[4]．

2）タイヤとハンドリムの種類と選択

タイヤの種類では，空気入りと空気の代わりにウレタンなどが注入されているソリッドタイヤがある．ソリッドタイヤはメンテナンスフリーであるが，重量があり弾力性に乏しい．そのため，脊髄損傷者の車椅子では多くの場合，空気入りが選択される．しかしタイヤの空気圧が低下すると転がり抵抗が増加するため，定期的なメンテナンスが必要である．

ハンドリムは，金属や樹脂製などの素材を選択できる．脊髄損傷者の場合は，多くがアルミニウムを選択している．樹脂は，摩擦抵抗が高いのが特徴である．摩擦抵抗が高いハンドリムでは，持続的なブレーキ操作時により熱が発生するため，火傷などに注意が必要である．その他の素材として，アルミニウムに比べ比強度が高く熱伝導率が低いチタンもある．また，形状も人間工学に基づきハンドリムの断面形状が楕円のものもあるため，使用目的や環境に応じて選択することができる（**図 2**）．

樹脂で凹凸が設けられているハンドリムは，ハンドリムを握り込み駆動する場合には有効である．しかし，活動的に移動する脊髄損傷者の駆動では，連続した上肢の動きを阻害し，駆動効率を低下させるため適さない．頚髄損傷者のように上肢や手指機能，把持能力の低下がある場合には，手指とハンドリムとの摩擦力を高めるために，ハンドリムにビニールコーティングや生ゴム，シリコンなどを設ける方法や，手にグローブなどを装着することで駆動効率を上げることができる．

3）フレーム構造と折りたたみ機構

車椅子は，収納や自動車への積載などの利便性を確保するために折りたたみ機構を備えている．しかしこの機構により駆動時にフレームのたわみが生じる場合がある．このことが，上肢の力からなる推進力の損失や走行抵抗の増加に繋がっている．駆動効率を上げるために折りたたみ機構がなく，高い剛性を有する固定フレームも選択することができる．この場合は，収納や自動車への積載などあらかじめ使用場面において検討が必要となる．また，路面状況によって4輪接地性が不良と

なる場合があるので注意が必要である.

4）車椅子の重量と駆動効率

車椅子は軽さに比例し駆動効率が向上するわけではない. 先に述べたとおり駆動効率は, 駆動輪の位置やタイヤ・ハンドリムの種類, フレーム剛性に左右される. また, 使用者への適合度を高めることにより効果的な駆動の獲得に繋がる. 車椅子の重量が軽くなることで, 車載など車椅子の抗重力方向への操作時の負担軽減に対して効果を得ることができる.

2. 姿 勢

残存機能レベルがC4の場合は, 姿勢保持や起立性低血圧[1]への対応, 除圧動作, 休息などを目的にティルトやリクライニングといった姿勢変換機能付き車椅子を選択することになる. それにより, 移動先での姿勢変換が可能となり, 活動範囲の拡大に繋がる. その際, 姿勢変換や移動時の振動により前腕がアームサポートから落ちることを防ぐために幅広のアームサポートを選択する. また, 急な方向転換や停止による体幹の前倒れなどを防ぐために体幹ベルトの備えが必要である. 両上肢駆動が可能となるC5以下の残存機能レベルでは, バックサポートに寄りかかることで, 上肢の動きを獲得しており, 駆動やADL動作時に体幹のバランスがとれる位置までバックサポートを高く設定する必要がある. また, 感覚障害により触覚や圧覚が脱失している場合には, 寄りかかっているバックサポートを自覚できないため後方転倒の恐怖を感じることがある. そのため, 触覚や圧覚により自覚することができる高さにバックサポートを設定する. ただし, 高く設定されたバックサポートは, 駆動時に肩甲骨や上肢の動きを阻害し, 自動車への積載時に障害となるため, 動作や生活環境の確認が必要である.

脊髄損傷者は, 随意運動や刺激によって痙性が誘発される. 痙性による屈筋群あるいは伸筋群の収縮は, 座位バランスを崩す原因となり, ADLの遂行を妨げる[5]. 車椅子上での痙性発生が頻回な場合には, 座位姿勢を評価し, 車椅子のフットサ

ポートの位置や座・背角度（バックサポート角度）での対応可否も検討することが望ましい.

脊髄損傷者の座位姿勢では, すべり座位[6]に注意しなければならない. この姿勢は, 骨盤が後傾となり脊柱が後弯している状態である. これは, 重力による姿勢の崩れや上肢のADL動作のバランス反応の結果として生じる. そのため車椅子座位姿勢は, 本人の身体機能や寸法とフットサポートの高さや長さ, 座面の幅や奥行き, 角度, バックサポートの高さや角度, 張り調節, クッションなどとの適合を考慮し, 処方しなければならない.

継続的なすべり座位は, 脊柱の変形や仙骨や尾骨周囲に集中する圧力・ずれ力による褥瘡の原因となる. また, 肩の可動範囲の減少による駆動効率の低下や胸郭の動きの減少による肺活量の低下など様々な二次障害の原因となる. 日々の生活の中で本人が身体状況を確認する習慣を指導することも大切となる.

1）車椅子の姿勢変換機構

車椅子の姿勢変換機構は, 車椅子上での姿勢保持や休息, 二次障害の予防, 座り直しを目的に用いられる. 代表的な機構として, バックサポートの角度を自由に調整できるリクライニング式と, バックサポート角度が一定に固定されたまま, シートとバックサポートの傾斜を一体的に自由に調整できるティルト式, そして, その2つを兼ね備えたティルト・リクライニング式がある.

リクライニング式では, バックサポートを倒すことで股関節を伸展させ体を伸ばすことができる. しかし, 背中が接触面に引っ張られ, 起こすときには前ずれ姿勢が強まる. これは, 矢状面での体幹の屈曲・伸展の軸位置とバックサポートの回転軸が異なる場合に発生する現象である. これにより骨盤の後傾や背中や殿部にずれ力が発生するため褥瘡発生の原因となる.

ティルト式は, バックサポートを倒すことで殿部にかかっていた上体の荷重を背中へ移行することができる. これが殿部の除圧に繋がるため, 姿勢変換機能が必要な高位頚髄損傷者に対しては,

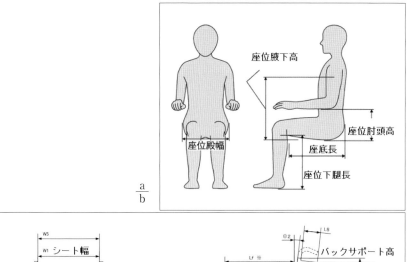

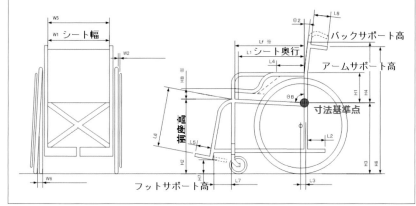

図 3. 身体寸法と車椅子寸法
a は身体寸法の項目を示しており，b は，車椅子寸法の項目を示している.

定期的な除圧方法として指導している.

ティルト・リクライニング式は，両特性を活かすことができるが，操作が複雑になることや車椅子の重量やサイズが大きくなる.

2）身体寸法と車椅子寸法の適合[7]

身体寸法と車椅子寸法の適合は処方時に検討する基本的な項目である．適合していない車椅子では姿勢保持が難しく，姿勢を崩す原因となり，ADL の獲得にも影響を与えかねない．そのため，寸法の不一致という不適合は避けなければならない.

身体寸法と対応する車椅子寸法は，座位殿幅とシート幅，座底長とシート奥行き，座位下腿長と前座高・フットサポート高，座位肘頭高とアームサポート高，座位腋下（わきした）高とバックサポート高である．これら対応する寸法を適合させることが基本となる（**図3**）.

a）座位殿幅とシート幅：シート幅は，座位の安定性と車椅子全幅にかかわる寸法であり，座位殿幅＋20 mm 程度を目安としている.

b）座底長とシート奥行き：シート奥行きは，殿部や大腿部を支持するために，座底長－50 mm 程度を目安としており，クッションもシート奥行きに合わせた寸法を選択する．シート奥行きが座底長より長いとシート前端が膝窩と接触することで深く着座できず，必然的にすべり座位となる.

c）座位下腿長と前座高・フットサポート高：前座高は，移乗先との高低差や机に近づく際のクリアランスなど生活環境と密接に関係する．座位下腿長＋70 mm 程度が目安となる．そのためクッションを決定した後に，前座高での調整が必要となる.

低すぎる前座高は，地面とフットサポートとのクリアランスが小さくなり，段差やスロープの場面で接触し，その結果前方転倒に繋がるリスクとなる．小さすぎるフットサポート・シート間距離

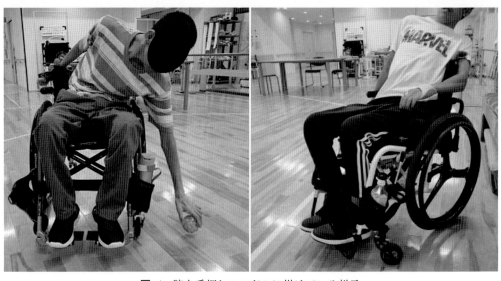

a | b

図 4. 腕を手押しハンドルに掛けている様子
a：右腕を手押しハンドルに掛けて，左手で床に置いてある物を取る様子（C6B2）である．
b：移乗の準備のため左腕を手押しハンドルに掛けて，右殿部を前方へずらしている様子（C6B3）である．

は，大腿とクッションとの間に隙間が生じる原因となり，大腿部の支持が低下し，座骨周囲の圧力の増加や骨盤の不安定性に繋がる．

d）座位肘頭高とアームサポート高：アームサポートは，上肢の支持や除圧・移乗時のプッシュアップでも用いる．設定の目安は座位肘頭高＋20 mm 程度である．高いアームサポートは，肩の挙上や机に近づくことができないなどの原因となる．低いアームサポートは，前腕を支持しようとすると円背となる環境を作り出してしまう．

e）座位腋下高とバックサポート高：バックサポート高は，体幹の保持や駆動に影響するため，座位腋下高－70 mm が目安となる．

3）座位保持と褥瘡予防を考慮したクッションの選択

車椅子処方では，まずクッションを決めなければならない．理由は，クッションの厚みが前座高やアームサポート高，バックサポート高の設定に影響を与えるためである．

クッションの選択は，圧分散性を考慮して，ゲルを利用したものやバルブ調整式，特殊な空気室構造などが選ばれることが多い．また，座位保持性を考慮して，支持面が身体形状にそった局面を持つコンター型のクッションを選択することも多い．

4）バックサポートに求められる機能

座位姿勢では，重力の影響により常に体幹が屈曲する方向に力が働いている．そのため，バックサポートに寄りかかり，上肢や体幹の屈曲伸展をバランス良く使えるアライメントに調整することが求められる．バックサポートには，骨盤や仙骨，腰椎支持および体幹支持，そしてこれらの安定性を高めることを目的に張り調節機能を設けている．しかし，フレーム剛性が低い車椅子では張り調節機能を十分に活かすことが難しい．より高い安定性を求める場合には，幅止めや固定型フレームの選択も必要である．その他，張り調節機能の効果を高めるために，後方に曲げたフレーム形状のバックサポートフレームもある．

頚髄損傷者は，物を取る動作や，除圧動作など生活の様々な場面でバックサポートに付属する手押しハンドルに腕を掛けて体幹の動きを支えている（**図4**）．そのため，動作に応じたバックサポート高や形状についても確認が必要となる．

3．移　乗

残存機能レベルC5より損傷高位が高い場合は，全介助または一部介助となる．そのため，抱え上げなど人的介助による移乗，またはリフトやトランスファーボードなど福祉用具を用いた移乗方法を選択することになる[8]．車椅子は，移乗時の障

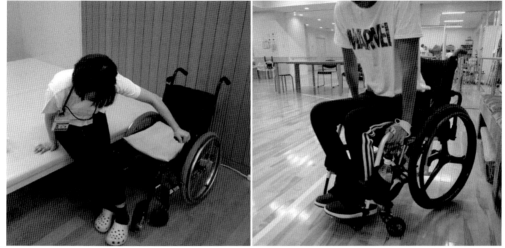

a|b

図 5. 移乗の様子とフレームによる体幹の支持
a：横移乗の様子である．フットサポートを側方に跳ね上げて車椅子からベッドへ移乗している．
b：フレームを握り，プッシュアップして殿部を前方へ出している様子(C6B3)である．

害となるものを減らし，介助者の負担軽減に繋がるよう配慮した処方が求められる．C6では，上肢帯の筋や体幹筋の残存状況により運動機能に差が生じるもののプッシュアップ動作を獲得することができる．そのため，移乗先との高低差や隙間，摩擦抵抗などを軽減できる環境を整えることができれば，状況により自立した移乗を獲得することも可能となる．しかし，褥瘡予防のために圧分散性の高いクッションや姿勢保持性の高いコンター型クッションを選択している場合には，沈み込み状況や大きい摩擦抵抗により殿部を前方にずらすことが難しく，自立した移乗を阻害する場合がある．C7以下の残存機能レベルでは，自立移乗を目指すことができる．生活環境により車椅子に求められる機能が変わるので，処方に向けた情報収集が大切となる(図5)．

1）移乗動作に影響を与える車椅子の要素

　移乗は，車椅子から別の場所，別の場所から車椅子へ戻るなど，移乗先の環境と車椅子の両方に配慮が求められるため車椅子側の配慮だけでは対応できない場合もある．そのためトイレや浴室，居室，自動車など，生活環境において，検討することが望ましい．ここでは，移乗動作に影響を与える車椅子の要素として，アームサポートやフット・レッグサポート，シート角度，クッションなどについて紹介する．

a）アームサポート：上肢を支持するだけでなく，プッシュアップや姿勢変化，移乗動作の支持部分として活用するが，移乗場面では長さや高さの設定により殿部と干渉する場合がある．アームサポートには，跳ね上げ機構や寸法など使用環境に応じた選択が可能である．

b）ブレーキ：ブレーキには，水平方向に操作し掛けることができるものとレバーを前後方向に操作して掛けることができるものがある．胸腰髄損傷者で，駆動時にハンドリムの操作範囲が広い場合には，水平方向に掛けることができるブレーキを選択することで，ハンドリムを広範囲で捉えて駆動するだけでなく，移乗時にブレーキレバーと殿部が干渉することを防ぐことができる．頚髄損傷者など上肢の力や可動域，手指機能に制限がある場合には，レバーを前後方向に操作して掛けるものを選択し，ブレーキレバーを延長することでわずかな力でもブレーキ操作ができるようになる．しかし，延長したブレーキレバーが殿部に干渉することがあるため，移乗時に気を付けるなど配慮が必要となる．

c）フット・レッグサポートの機構と形状：フットサポートの機構には，中折れや側方跳ね上げがある．中折れでは，殿部を前に出して，足をフットサポートの前方に降ろして移乗することになる．側方跳ね上げでは，足をフットサポートか

ら降ろした状態で，フットサポートを側方に跳ね上げる．そのため，移乗時に足を身体に近い位置に置くことができ，フット・レッグサポートの着脱の有無も選択できる．フット・レッグサポートは，取り外すことで車椅子のシートと移乗先との隙間を最小限にすることができる．本人の移乗能力に応じて，これらの機構を選択することになる．その他，フット・レッグサポートは，フレーム形状によって移乗時に上肢で体幹を支持するための支持部として用いることもできる．

d）シート角度とクッション：車椅子のシート角度が大きい場合やクッションの座位保持性能が高い場合，そしてクッションカバーの摩擦抵抗が高い場合には，殿部を前方へ移動させることが困難となる．しかし，車椅子のシート角度やクッションは，車椅子上での座位姿勢を考慮し決定するため，移乗を優先した車椅子の処方は難しい．そのため，他の福祉用具を用いる移乗方法や移乗動作を工夫し，移乗環境を整備することが求められる．特に，プッシュアップにより殿部を浮かすことが難しい頸髄損傷者は，事前の確認が必要となる．

おわりに

本稿では，胸腰髄損傷者と頸髄損傷者の車椅子処方のチェックポイントを述べたが，残存機能は個々に異なるためその処方も多彩である．使用者に車椅子を適合させるためには，車椅子だけでなく，人的環境や物理的環境の把握が不可欠である．さらには，これらの条件が同じであっても本人の生活習慣や使用目的などの背景によって処方すべき車椅子の要件は異なり，生活で活きる車椅子を選択するためには，成長や加齢といった時間の流れも考慮しなければならない．脊髄損傷者の車椅子は生活で用いる時間が長いため，それによる影響も大きい．活動的な生活の維持のためにも適合後の定期的なフォローアップが重要である．

文　献

1) 田島文博ほか：自律神経障害．柴崎啓一ほか（編），脊損ヘルスケア基礎編，pp. 43-56，NPO法人日本せきずい基金，2005.
  Summary　脊髄の解剖学的仕組みや損傷により生じる一連の病態などの基礎的課題，救急からリハビリテーションに至る各ステージの治療・予防を取り上げている．

2) 横山　修ほか：評価と予後予測．横山　修ほか（編），脊髄損傷リハビリテーションマニュアル第3版，pp. 9-12，医学書院，2019.
  Summary　急性期や回復期，慢性期にスポットを当てた脊髄損傷者リハビリテーションの具体的な手順を示す専門的技術書の第3版である．

3) 小池純子ほか：評価と処方，その対応．澤村誠志ほか（編），車いす・シーティングの理論と実践，pp. 211-212，はる書房，2014.
  Summary　車椅子の車椅子の基礎・応用・実践を医学・工学だけでなく用具の制作や使い方に至る多角的視点で整理し構成された書である．

4) 沖川悦三：手動6輪車椅子．*J Clin Rehabil*, **26**(6)：536-541，2017.

5) 大橋正洋ほか：痙性．安藤徳彦ほか（編），脊髄損傷リハビリテーションマニュアル　リハビリテーション・マネージメント，pp. 98-102，医学書院，1984.
  Summary　脊髄損傷の問題点をリハビリテーション医や整形外科医，泌尿器科医の立場から横断的に分析した書である．

6) Bengt Engström：ERGONOMICS Wheelchairs and Positioningからだにやさしい車椅子のすすめ，高橋正樹ほか（訳），三輪書店，1994.
  Summary　車椅子の安全性と長期使用による体への弊害を防ぐ人間工学的分析し，基本的な適合技術習得や操作テクニックについてまとめられた書である．

7) 田中　理ほか：車いす・シーティング用語集，ニチゲン，2005.
  Summary　日本工業規格（JIS）T9201-1998で規定された手動車いすの用語についてまとめられた書である．

8) 村田知之：移乗機器—リフト以外．総合リハ，**45**(5)：455-458，2017.

MB Med Reha **No.245**：27-34, 2020

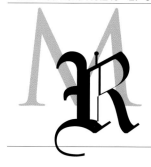

特集／車椅子の処方と患者・家族指導のポイント

車椅子処方の実際：診療報酬と片麻痺者のシーティング

木之瀬　隆[*1]　持吉孝郎[*2]

Abstract　2017 年に厚生労働省保険局医療課から公表された診療報酬の疑義解釈資料より，疾患別リハビリテーション料に「シーティング」が入り算定が可能になった．シーティング技術は，発達障害児・者や障害者，高齢者が椅子・車椅子，または座位保持装置を適切に活用し活動と参加への支援，発達の促進と二次障害の予防，介護者の負担を軽減することである．また，評価の基本は，基本座位姿勢の理解，座位能力評価，マット評価になる．ここでは，診療報酬のシーティング解説から，シーティングの基本を紹介する．また，片麻痺者のシーティングとして急性期，回復期，維持期の事例を通して，評価のポイントと車椅子レンタル導入時について紹介を行う．これからは，医療機関のリハビリテーションでは，FIM 利得を含め実用性歩行能力の低い人・重度障害のある人も在宅へ帰すことが求められており，シーティングの対応が重要である．

Key words　診療報酬シーティング(medical fee seating)，基本座位姿勢(basic sitting posture)，評価(evaluation)，片麻痺者(hemiplegia)，家族指導(family guidance)

はじめに

2017 年に厚生労働省保険局医療課から公表された診療報酬の疑義解釈資料より，疾患別リハビリテーション料に「シーティング」が入り算定が可能になった(**表1**)[1]．また，2018 年 4 月には医療法の改正，また，同時に介護保険制度においても地域包括ケアシステム移行を推進する年となった．ここでは，疾患別リハビリテーション料の解釈からシーティング技術について解説し，片麻痺者の事例を通して，急性期，回復期，維持期のシーティングの対応を解説する．

診療報酬のシーティング説明

算定可能の説明は，財団法人日本車椅子シーティング財団の用語説明を引用する[2]．

表 1．【疾患別リハビリテーション料】の疑義解釈

(問 4)いわゆる「シーティング」として，理学療法士などが，車椅子や座位保持装置上の適切な姿勢保持や褥瘡予防のため，患者の体幹機能や座位保持機能を評価したうえで体圧分散やサポートのためのクッションや付属品の選定や調整を行った場合に，疾患別リハビリテーション料の算定が可能か．
(答)算定可能．この場合の「シーティング」とは，車椅子上での姿勢保持が困難なため，食事摂取等の日常生活動作の能力の低下をきたした患者に対し，理学療法士などが，車椅子や座位保持装置上の適切な姿勢保持や褥瘡予防のため，患者の体幹機能や座位保持機能を評価したうえで体圧分散やサポートのためのクッションや付属品の選定や調整を行うことをいい，単なる離床目的で車椅子上での座位をとらせる場合は該当しない．

（文献 1 より）

1．車椅子

介助用車椅子や電動車椅子，ティルト・リクライニング型などのあらゆる種類・形状の車椅子を含む．

[*1]　Takashi KINOSE，〒 105-0014　東京都港区芝 2-2-12-301　一般財団法人日本車椅子シーティング財団，代表理事・作業療法士
[*2]　Takao MOCHIYOSHI，介護老人福祉施設うきま幸朋苑，理学療法士

2．姿勢保持

狭義の体幹機能からの応用となる座位保持機能に関連した動作を含む姿勢および姿勢変換を可能とする全体的概念であり，それらは褥瘡予防とも関連し，状態により座位以外の臥位や立位も含む．

3．食事摂取などの日常生活動作の能力低下を きたした患者

身体機能的に座位能力低下がある患者であって，食事姿勢や摂食，咀嚼，嚥下，動作としての上肢機能に能力低下をきたした者．食事摂取には広義の栄養摂取が含まれ，その中には経口摂取以外の胃瘻など，座位に関連した栄養摂取を含む．座位能力低下に伴い日常生活動作能力が低下し，部分的介助から全介助を必要とする患者全般を指す．

4．理学療法士など

リハビリテーション料を算定できる職種として，理学療法士（PT），作業療法士（OT），言語聴覚士（ST），医師が挙げられる．

5．座位保持装置

障害者総合支援法に基づく補装具の種目の一つとして規定されているもの．

6．褥瘡予防

褥瘡がない状態における褥瘡予防のためのクッションなどの選定や用具の調整，姿勢調整などのほか，褥瘡がある状態であっても治癒を妨げないためのクッションなどの選定や用具の調整，姿勢調整等を含む．

7．体幹機能の評価

脊柱の解剖学的評価，体幹筋力評価，バランス評価など医学的見地からの体幹機能評価．

8．座位保持機能の評価

座位姿勢評価，座位能力分類やマット評価など基本座位保持機能評価のみならず，座位に関連したADL（FIM），QOL，摂食・咀嚼・嚥下機能，上下肢機能，褥瘡リスク，その他座位関連機能の評価を含む．

9．体圧分散

褥瘡予防や圧迫による痛みの軽減を目的とした

ものであり，クッションの選定・調整など，その他の方法によるものを含む．

10．サポート

体幹や四肢を支え安定させること．また，筋緊張が強い者の動きを抑え，筋緊張の緩和と同時に褥瘡発生を予防する役割も持つ．

11．クッションや付属品

障害者総合支援法に基づく補装具および介護保険法に基づく福祉用具など，座位保持関連機器・用具．

12．選定や調整

機器・用具の機能を理解したうえで，姿勢保持や褥瘡予防が可能なように，本人，介助者，環境などを勘案し，適切に使用できるものを選定し，調整するとともに，使用の際の指導も含む．

13．単なる離床目的で車椅子上での座位をとらせる

姿勢保持や褥瘡リスクの評価，適切な機器の選定や調整を行うことなく，例えば，いわゆる標準型車椅子やリクライニング型車椅子に，十分な褥瘡予防の機能を有するクッションを用いずに座位をとらせるような状況を指しているものであり，多くは，ずり落ちを防ぐためのベルト装着など，身体拘束を伴う．

上記については，シーティング財団の解説であり，今後，不明確な部分については議論され，適切な対応がとられる必要がある．今までの医療機関のシーティング対応は，業務時間以外に行うイメージがあり[3]，または，多くの医療機関では車椅子シーティングは行われていなかった．これからは，リハビリテーションの診療時間の中で必要なクライエントにシーティング評価・対応が行えるということである．

シーティングの評価方法

1．基本座位姿勢

車椅子シーティングにかかわる職種が評価において基本座位姿勢を理解することは重要である．車椅子・座位保持装置使用者における姿勢の表現

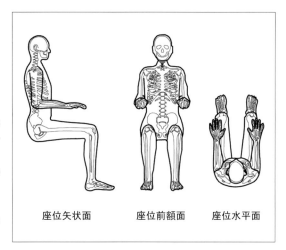

図 1.
基本座位姿勢
　矢状面：脊柱のカーブが保たれる頚椎の前弯，胸椎の後弯，腰椎の前弯，股関節，膝関節，足関節が見かけ上約 90°，踵が床にしっかり着く位置
　前額面：頭部が正中位で，左右の眼裂，肩，肘，膝の高さが左右対称な位置
　水平面：頭部，体幹，骨盤の回旋がない位置
（文献 4 より）

座位矢状面　　座位前額面　　座位水平面

方法を定めた国際規格 ISO16840-1[4]があり，身体寸法・座位姿勢の規定，支持面の空間位置・寸法を記述するための用語が定義されている（**図 1**）．その中には，基本座位姿勢として矢状面，前額面，水平面の規定がある．基本座位姿勢は身体寸法計測点を基本とし評価はこの基本座位姿勢からどの程度変位しているかをみる[5]．また，基本座位姿勢で特に重要なことは，骨盤の位置，脊柱カーブなどのアライメントの評価であり，人はバックサポートのある椅子でなければ一定時間以上の座位保持は難しい．椅子座位姿勢は，矢状面では，椅子に深く腰掛けて，骨盤上部と腰椎下部が椅子の背で支えられた状態である．脊柱カーブは，頚椎の軽度前弯，胸椎の軽度後弯，腰椎の軽度前弯，骨盤はやや前傾（前方へ傾く）した状態である．下肢は足底が床にしっかり接し，股関節部，膝関節部，足関節部が見かけ上，約 90°に近い姿勢である．また，前額面では，頭部が垂直位で左右の眼裂や，左右の肩や腸骨稜，膝の高さが対称的な位置にある．水平面は頭部，体幹，骨盤が回旋のない位置にあることである．この基本座位姿勢は骨盤の位置が重要で，この姿勢から骨盤が前傾すると食事や作業活動の姿勢となる．また，この姿勢から骨盤が後傾（後方へ傾く）すると休息時の姿勢となり，基本座位姿勢はニュートラルなポジションといえる[6]．

2．シーティングの目的

筆者らは，シーティングの目的を 10 項目に整理している（**表 2**）[7]．片麻痺の場合，シーティングの

表 2. シーティングの目的

① 心肺機能の改善
② 消化，排泄機能の改善
③ 傍脊柱筋の筋力維持・強化と姿勢制御
④ 発達の促進と二次的障害の予防
⑤ 摂食・咀嚼・嚥下と食事姿勢の改善
⑥ 目と手の協調性，上肢機能の改善
⑦ 作業活動の拡大
⑧ コミュニケーションの拡大
⑨ 介護の容易化
⑩ 社会参加，学校，就労

（臥床した状態　→　座る姿勢へ）
＊身体に対する項目：1〜6，ADL 項目：7〜10
（文献 7 より）

対応がされると安全に離床時間をコントロールでき，FIM の点数も改善することが多い．また，高齢者の一般的な問題はフレイル予防や二次障害の予防であり，臥位，座位，立位（歩行）が生活の中でプログラムできると二次障害の予防につながる．例えば，褥瘡予防[8]や摂食・咀嚼・嚥下のシーティングの対応などがある．

3．シーティング評価

シーティングでは，チームによる身体評価として，身体寸法計測，マット評価[9]，Hoffer 座位能力分類（JSSC 版）がある[10]．続いて，移乗，姿勢，移動の評価を行う（**図 2**）[11]．

Hoffer の座位能力分類（JSSC 版）は，PT・OT などがアクティブな座位能力評価として使用している（**図 3**）．評価方法は車椅子上でなく，プラット・ホーム上での評価で，足底が床に着く高さで，しっかりとした座面上に座った状態で行う．脊髄損傷などの特定の障害などは現時点では対象外で

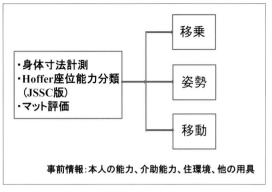

図 2. シーティング評価の流れ

ある．評価基準は，座位能力分類Ⅰレベル：手の支持なしで座位可能（端座位にて手の支持なしで30秒間座位保持が可能な状態）．座位能力分類Ⅱレベル：手の支持で座位可能（身体を支えるため

に，両手または片手で座面を支持して，30秒間座位保持可能な状態）．座位能力分類Ⅲレベル：座位不能（両手または片手で座面を支持しても，座位姿勢を保持できず，倒れていく状態）の3段階である．評価のポイントは，対象者の状況のみで評価し，介助者の有無や周辺環境の様子は考慮しないことである．前後方向の安定性は矢状面から，側方の安定性は前額面から評価する．日内変動や短期間で変動があるときは，低いほうの評価を採用する．座位不能レベルや変形・拘縮のあるクライエントでは，重力の影響を受けないマット評価によるチェックを行う必要がある（図 4）[12]．

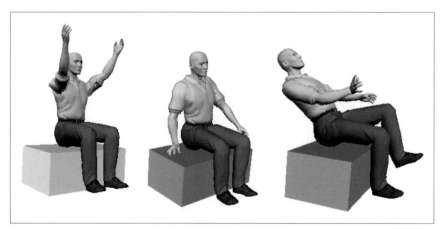

図 3. Hoffer の座位能力分類（JSSC 版）　　　　a│b│c
a：Ⅰレベル：手の支持なしで座位可能 30 秒以上
b：Ⅱレベル：手の支持で座位可能 30 秒以上
c：Ⅲレベル：座位不能

（文献 10 より）

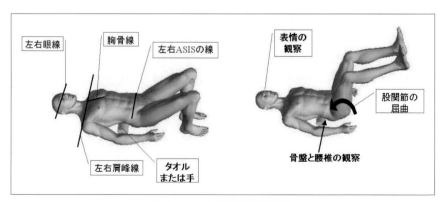

図 4. マット評価（臥位評価）

（文献 12 より）

脳卒中片麻痺のシーティング

　脳卒中片麻痺（以下，片麻痺）のリハビリテーションは一般的には，急性期，回復期，維持期に分類され，シーティングでは座位能力評価に合わせた対応を行う．ここでは，車椅子シーティングによる脳卒中の急性期から維持期までの基本的な考え方と対応について一部事例を通して解説する．

1．急性期の片麻痺のシーティング

　リハビリテーション開始時は，医師の指示による安静度に従ってベッドのギャッジアップから端座位，車椅子の対応を進めていく．急性期では全身状態が不安定でも，医師の指示に従って医師や看護師の立ち合いのもとバイタルなどの確認をしながら離床することもある．シーティング評価として身体寸法計測から臥位や座位でのマット評価を行い，座位能力分類ごとに車椅子や座位補助具を検討する．

　急性期での離床の注意点としては，全身動態，意識状態，血圧，脈拍，SpO_2，チアノーゼがないか，褥瘡の有無，心機能などと合わせて薬の内容も把握する必要がある．一般の評価項目は意識レベル，認知機能，麻痺（運動，感覚），筋緊張，拘縮，変形，高次脳機能障害などになる．その後，車椅子座位がある程度とれる段階では，バイタルを確認しながら座位時間を延ばしていく．座位能力分類Ⅰレベルでは車椅子や肘掛け椅子を使用し，座位能力分類Ⅱレベルではモジュラー車椅子と座位補助具，座位能力分類Ⅲレベルではティルト・リクライニング車椅子を検討する．

　急性期でのADL指導としては，姿勢を整えることで食事の自力摂取が可能になることがあり，誤嚥のリスクが軽減することがある．また，整容動作が自力で可能になるなどのこともある．シーティングの対応により姿勢の崩れが軽減し，急性期であっても食事や整容などICFの活動・参加の向上につながることが多い．車椅子座位が安定すると看護師がトイレでの排泄を検討し，座る時間が延長するとバルーンカテーテルの抜去につなが

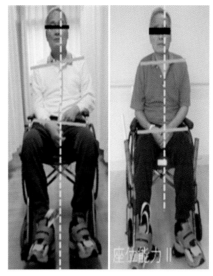

a│b 　　　図5．症例1
　　a：普通型車椅子
　　b：簡易モジュラー車椅子

ることもある．またシーティングやポジショニングの対応により精神賦活の促進や高次脳機能障害の半側空間無視の改善，変形や誤嚥性肺炎など二次障害の予防につながることが期待される．

2．回復期における片麻痺のシーティング
両片麻痺患者へシーティングを行い自宅退院へ至った事例[13]

症例1：60歳前半，男性．現病歴はX年12月に延髄内側を中心とした多発脳梗塞を発症した．2か月間の急性期リハビリテーションを経て，その後X+1年2月に回復期リハビリテーション病棟へ転科した．社会的情報として，2階建ての自宅に在住，すでに介護保険は要介護5，身体障害者手帳1級を取得していた（報告についてご家族より同意を得ている）．

初期評価：四肢の運動麻痺は，右半身が重度，左半身が軽度で，失調もあり起居動作など大部分介助であった．Hofferの座位能力分類（JSSC版）Ⅲレベル（座位保持困難）で移動は車椅子全介助であった．普通型車椅子座位姿勢では，骨盤後傾のすべり座りで姿勢の修正はできなかった．前額面では軽度の左側弯があり，重心は左に偏移していた（図5-a）．マット評価では両股関節屈曲角度80°，右膝関節軽度の屈曲拘縮があった．車椅子上ではすべり座りになり姿勢修正はできなかった．

ADL 評価 FIM では運動項目 25 点（最大 91 点），認知項目 30 点（最大 35 点）であった．主訴は，「こんなに動けない（歩けない）なら死んだほうが良い」などの発言があり，抑うつ傾向があった．ケースの希望は「歩きたい」の一点張りで，カンファレンスでは自宅退院の方針が決まらず，まずは介助量軽減の視点で訓練を行った．

シーティングの対応：経過としてはシーティングを行ったのは発症後約 4 か月からであった．まず安定座位獲得を目的にプラット・ホーム上で座位バランス練習を実施した．OT では車椅子駆動を視野に入れたが，ケースは歩行の希望が強く車椅子の受け入れが悪かった．訓練としては端座位訓練，自走練習を実施した．マット評価結果から，身体寸法に合わせて介護保険の福祉用具レンタル事業者の協力を得て在宅で使用を想定した簡易モジュラー車椅子の選定・適合を行った．歩行の希望が強く車椅子の受け入れが悪かったが，結果として，普通型車椅子より「座り心地が良い」との発言があり，車椅子への受け入れが多少進んだ．簡易モジュラー車椅子の座位姿勢は，矢状面において骨盤が前傾位となってきており活動しやすい姿勢になった．前額面では肩甲帯，骨盤が水平に近づき側方への傾きは改善した（**図 5-b**）．

その後，退院先はまだ決定していなかったが，自宅退院するために住宅改修案を妻に提案した．車椅子駆動は自宅のトイレまでの自走を想定し，左上下肢による車椅子駆動練習，座位姿勢が崩れたときに自身で姿勢を修正するための練習を実施した．車椅子駆動では毎回タイムを測定し，正のフィードバックを獲得しながら成功体験を積めるようかかわった．最終的に病棟廊下を見守りのもと駆動可能となり姿勢修正も可能となった．移乗は妻 1 人で入浴以外の ADL 介助を可能とするためにトイレ移乗を想定し，週 1 回 1 時間 10 週間実施した．

また，MSW を含めケアマネジャーと連絡をとり，車椅子での自宅退院の方針へ決定し，家族指導や退院調整を開始した．住宅改修は，1 階の生活空間の変更が不可能であったため 2 階での生活ができるように階段昇降機の設置を決めた．また，トイレの移乗介助のためのスペース確保のため，トイレと洗面室の壁を壊して一室にした．退院後の生活へ向けては，車椅子に不備のないように福祉用具事業者を紹介，自宅で ADL 動作などが確認できるようケアマネジャーを介して訪問リハビリテーションを導入した．

まとめ：発症 6 か月後，「死んだほうが良い」などの抑うつ傾向は軽減した．麻痺の左側は著変なかったが右側は中等度レベルへ改善した．体幹失調は軽度となり，Hoffer 座位能力分類（JSSC 版）はⅡレベルまで改善した．車椅子駆動は全介助から見守り〜自立レベルとなり大幅な改善がみられた．全介助を要していた起き上がりや立ち上がり，移乗などの基本動作の介助量が軽減し，入浴以外の ADL は妻 1 人で介助可能となった．FIM は運動項目 42 点，認知項目 34 点まで向上がみられた．住宅改修が完了するまでの 2 か月間，介護老人保健施設へ入所し，その後自宅退院へ至った．

3．維持期における片麻痺のシーティング

介護老人福祉施設（うきま幸朋苑）におけるシーティング支援は，生活の基盤であり，褥瘡，誤嚥，転倒などの種々のリスク管理，利用者の残存能力を引き出せる環境整備が重要な役割となっている．当施設では，利用者の身体機能，目的に合わせたシーティングを移乗支援と併せて行い，離床した生活が日常的に安定，継続できるように多職種で連携し取り組んでいる．

重度左片麻痺利用者の食事動作改善のシーティング事例

症例 2：90 歳代，男性．発症は約 10 年前で脳出血後遺症（左片麻痺：Br-stage 上肢，手指，下肢Ⅲレベル），脳血管性認知症で要介護度 5，基本動作は全介助レベル，食事動作は最大介助を要し，意思疎通困難であった（報告について，ご家族より同意を得ている）．

シーティング評価：マット評価では，背臥位で股関節屈曲は左右 60°で制限があり，骨盤は左下制

右回旋し体幹は右側屈，頭部右回旋位の状態であった．端座位は Hoffer 座位能力分類（JSSC 版）レベルⅢ（座位がとれない），筋緊張亢進により左肩甲帯挙上，後退が著明であり体幹は右前方へ倒れ込む状態であった．使用していた簡易ティルト・リクライニング型車椅子では食事，水分摂取目的での離床であったが，側弯もあり右に傾く状態であり食事は全介助であった．食事のリーチ動作の繰り返しとともに，体幹の右傾斜が強まり，食事中のムセも頻回となり座り直しを要する状態であった（図 6-a）．

　本ケースのシーティングゴールは，頭部・体幹の安定性，食事動作の向上，関節可動域制限，変形への対応で，自己摂取量の増大，安定性向上による介助量軽減とした．

シーティング対応：本施設では，施設所有の車椅子で対応できない場合は，本人，家族の同意のうえで個人レンタルの対応をしている．車椅子は，ティルト・リクライニング型と独立したヘッドサポートは U 字タイプを側弯に合わせ右へスライドさせた．また，車椅子用テーブルは上肢が乗るタイプに変更，頭部・体幹支持性を高め姿勢の安定をはかった．これらにより，食事の 8 割程の自己摂取が可能となった．頭部・体幹も，過度な傾斜がなくなったことで，ムセこみ，姿勢修正，座り直し介助が減少された（図 6-b）．

まとめ：座位安定性が向上した要因は，独立したヘッド・バックサポートにより頭部の接触面が増大し，体幹サポートのラテラルサポートにより過度な側方傾斜が抑えられた．また，食事開始前に休息姿勢（リクライニング角度：120°，ティルト角度：18°）にセッティングしたことで，筋緊張が緩和し，頭頚部の位置が安定した．この対応により良好な食事姿勢（リクライニング角度：100°，ティルト角度：10°）が獲得され，自己摂取量増大に繋がった．

まとめ

　今回，診療報酬の疑義解釈からシーティング技

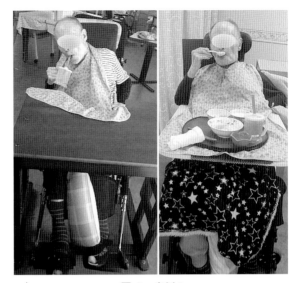

a｜b
図 6．症例 2
　a：簡易ティルト・リクライニング型車椅子
　b：ティルト・リクライニング型車椅子＋
　　ヘッドサポート

術の解説を行った．また，基本座位姿勢の説明からシーティング評価の流れ，脳卒中の各期における対応と事例を紹介した．医療機関においては，PT・OT・ST を中心に実用性歩行能力の低いクライエント，車椅子使用者にはシーティング評価を行い対応する必要がある．また，多職種連携により重度障害があっても，離床環境を整え自立的な生活支援を行うことが求められる．これからは医療連携として地域包括ケアシステムが基本となり，医療機関での入院期間の短縮，直接の在宅をより重視するものであり，シーティングの対応が重要となる．

謝　辞：急性期のシーティングを実践している筑波大学附属病院の渡邊久仁子氏より急性期のシーティングについて助言を頂いたことにお礼申し上げます．

文　献

1）厚生労働省保険局医療課：疑義解釈資料の送付について（その13）．2017.7.28〔https://www.mhlw.go.jp/file/06-Seisakujouhou-12400000-Hokenkyoku/0000172956.pdf〕
2）一般財団法人日本車椅子シーティング財団：「いわゆるシーティング」疑義解釈を踏まえた車椅子および車椅子シーティングに関する当財団の見

解について．2018.1〔http://www.wheelchair-seating.org/〕(2019 年 8 月 30 日参照)

3) 木之瀬　隆, 廣瀬秀行：診療報酬におけるシーティングの解説．日作療法士協会誌, **67**：19-21, 2017.10

4) ISO16840-1 Wheelchair seating-Part 1：Vocabulary, reference axis convention and measures for body segments, posture and postural support surfaces. 2006.

5) Waugh K, et al：A clinical application guide to standardized wheelchair seating measures of the body and seating support surfaces. Revised Edition, 2013.

6) 木之瀬　隆：高齢者のシーティングと生活障害の予防．地域リハ, **12**(3)：215-221, 2017.

7) 木之瀬　隆(編著)：これであなたも車いす介助のプロに．pp.32-35, 中央法規出版, 2007.

8) 日本褥瘡学会編：褥瘡予防・管理ガイドライン(第 4 版)．褥瘡会誌．**17**(4)：487-557, 2015.

9) Lange ML, Minkel JL：Seating and Wheeled Mobility. SLACK Incorporated, pp.7-23, 2018.

10) 古賀　洋ほか：Hoffer 座位能力分類(JSSC 版)の評価間信頼性の検証．リハビリテーション・エンジニアリング, **24**(2)：92-96, 2008.

11) 木之瀬　隆：地域包括ケアシステムのシーティングと多職種連携．地域リハ, **13**(5)：372-377, 2018.

12) 廣瀬秀行ほか：高齢者のシーティング第 2 版．pp.86-91, 三輪書店, 2015.

13) 遠藤真弘ほか：両片麻痺患者へシーティングを行い自宅退院へ至ったケース．地域リハ, **13**(9)：706-710, 2018.

MB Med Reha No.245：35–39, 2020

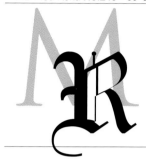

特集／車椅子の処方と患者・家族指導のポイント

車椅子処方の実際：重症心身障害児・者

吉川真理*

Abstract　重症心身障害児・者では，合併症として内科的な問題や整形外科的な問題が重複してみられ，それぞれの症状が互いに影響を及ぼしている．それぞれの症状の緩和をはかりながら日中活動をより健やかに過ごし，屋外の移動を安全に行うために車椅子は必須である．合併症の種類や程度は個々で異なるため，車椅子を作製する前に合併症や座位機能の評価を行ったうえでそれぞれに合った車椅子を検討する必要がある．また，重症心身障害児・者にかかわる介助者は複数いることが多いため，介助者がより使用しやすいような配慮を行う必要もある．

Key words　重症心身障害者(patients with severe motor and intellectual disabilities)，重症心身障害児(children with severe motor and intellectual disabilities)，車椅子(wheelchair)，シーティング(seating)

重症心身障害について

1．重症心身障害とは

重症心身障害とは重度の知的障害と重度の肢体不自由が重複している病態である．知的障害や肢体不自由の障害の程度を示すのに大島の分類(**図1**)がよく用いられており，重症心身障害児・者は1〜4に該当する．発生原因は，周産期の要因(分娩異常や染色体異常など)や周産期以降の要因(脳炎やてんかんなど)など様々である[1]．

2．合併症

主な合併症にはてんかんや呼吸障害，嚥下障害，整形外科的な疾患(側弯症や股関節疾患，痙縮など)があり，個人によって合併症の出現や症状の程度に差がみられる．こうした症状は単独で出現することはほとんどなく，かつ，それぞれの症状がお互いに影響を及ぼしている．

1）てんかん

重症心身障害児・者のてんかんの合併率は60〜

20	22	23	24	25	71〜80
20	13	14	15	16	51〜70
19	12	7	8	9	36〜50
18	11	6	3	4	21〜35
17	10	5	2	1	0〜20

知能障害(IQ)

走れる　歩ける　歩行障害　座れる　寝たきり

運動障害

図1．大島の分類

80％程度といわれている．重症心身障害児・者のてんかんは難治性であることが多く，発作の後に臥位姿勢を必要とすることがしばしばみられる．

2）呼吸障害

重症心身障害児・者の呼吸障害は直接的な死亡原因の約50％を占めるという報告[2]があり，予後

* Mari YOSHIKAWA，〒222-0035　神奈川県横浜市港北区鳥山町1770　横浜市総合リハビリテーションセンターリハビリテーション科

に影響している．呼吸障害の要因には，① 呼吸中枢の機能障害，② アデノイドや喉頭軟化症などによる気道の閉塞，③ 胸郭や脊柱の変形による拘束性の換気障害，③ 誤嚥性肺炎や感染症による肺炎などが挙げられる．在宅酸素療法の他に吸引やネブライザーを利用していることが多い．

3）摂食嚥下障害

重症心身障害児・者の多くは摂食嚥下障害を合併しており，胃瘻や経鼻的なアプローチからの栄養に頼っていることも少なくない．また，経口摂取が可能な場合でも体幹や頸部の筋緊張が亢進すると結果的に誤嚥につながることが多い．

4）整形外科的な疾患

重症心身障害児・者では関節周囲の作動筋と拮抗筋がアンバランスに作用し側弯症や胸郭の変形，股関節脱臼，各関節の拘縮が進行する要因となる．拘縮が進行すると，リラックスできる姿勢をとるのに難渋することがしばしばみられる．本人にとって無理を強いる姿勢が持続していると筋のアンバランスをさらに高めてしまうため，いっそう姿勢が崩れやすくなる．

車椅子処方の実際

合併症や四肢体幹の機能を評価したうえで車椅子を作製する必要性について検討した後，車椅子を使用する環境や重症心身障害児・者はもちろん介助者にとっても使いやすい車椅子を検討する．その点に留意しながら問診を行い，精神・身体機能の評価，処方へ進めていく．

1．評　価
1）問　診

前述した合併症の有無や車椅子の使用用途について確認する．いつ・どこで・どういう場面で使用するのか，車載が必要であるのか，自己で操作する可能性についても確認する．車載が必要な場合には車椅子を載せる車内のスペースとバックミラーで後方確認するのに邪魔にならない車椅子の高さを確認する．また，介助者の人数についても把握する．

2）理学所見

a）認知機能・心理状態：重度の知的障害者は常同性や姿勢の変換に対して過度な不安をもっていることにより，座位姿勢をとっても落ち着かない様子がみられることがしばしばある．車椅子に座ることに慣れておくためにもあらかじめ訓練場面で試用しておくと良い．車椅子を操作できるかどうかの認知機能評価も必要である．

b）身体所見：麻痺のタイプや障害特性，座位保持能力についての評価を行う．座位を保持するのに背部の部分的な支持で良いのか全面的な支持が必要なのかを評価する．過度な支持をすると本来の上肢・体幹機能を阻害する可能性もある．

骨関節の拘縮・変形はシーティングに大きく影響するため，側弯症や股関節脱臼，関節拘縮の有無についての評価を行う．痙縮の部位や程度も評価する．痙性麻痺を伴い痙縮が強い場合には，重症心身障害児・者のリラクゼーションにつながるような頭部-体幹のアライメントや肢位をみつけだせると良いが，仮合わせの際に試行錯誤することが多い．

操作能力をみるための上肢機能として，ハンドリムを把持するための手指の機能がどうであるか，駆動するだけの耐久性を備えているのかを評価しておくことは，車椅子の種類を選定するうえで重要な情報である．実際に屋内外や坂道，段差を駆動してもらい評価を行うこともある．

2．処　方
1）フレームの選択

問診での情報により自力駆動のための車椅子，もしくは介助による移動を目的とした介助型車椅子を選択する．自力駆動の車椅子では身体機能によって普通型，片手駆動型，レバー駆動型を検討する．

屋外で使用する場合には，クッションキャスターや泥よけ，キャリパーブレーキの処方を検討する．泥よけを処方する際には上肢のリーチ動作の範囲について確認し，車輪と泥よけの間に手指をはさむ危険性がある場合には，泥よけを処方し

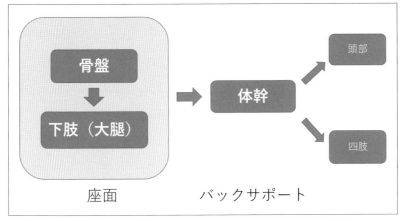

図 2. シーティングのフローチャート

ないこともある．キャリパーブレーキは手押しハンドルの近くで調整できるため，坂道を移動するときに介助者が移動速度をコントロールすることができる．

姿勢変換機構が必要な方には，ティルト式もしくはリクライニング式を処方する．ティルト式は背座角を変えずに姿勢変換ができるため，バックサポートを倒す際に姿勢のずれを防ぎ，褥瘡の予防や介助量の軽減に影響する．姿勢変換機構ではティルト式が第一選択であるが，オムツ交換や移乗動作などで背座角を変更することが想定される場合には，ティルト・リクライニング式として処方する[3]．

座位をとることが困難でフラットに近い角度が必要な方や，逆に座位保持が安定していても長時間座位が困難でてんかんや呼吸・循環器などの全身状態の問題から背座角を広げたい場合には，リクライニング式を選択する．

背折れ機構や折りたたみ機構は車載や自宅などでの収納場所にスペースをとらないことが利点であるが，全身を使った常同的な動きが多い方では車椅子の強度を優先して敢えて選択しないこともある．

アームサポートは固定式，跳ね上げ式や脱着式，落とし込み式といった調整が可能である．固定式以外では横方向への移乗動作がしやすくなるが，以下のような欠点がある．跳ね上げ式は後方に跳ね上げるため，後方からの介助がしづらくなる．脱着式はアームサポートを着脱し移乗動作の

じゃまにはならないが，置き場所に困ることがある．落とし込み式はアームサポートをシート面と同じ高さに落とし込むことができるためアームサポート分のシート幅が広がるが，後輪径の大きさに制限が出てくる[4]．

レッグサポートは固定式，挙上式，開き式，着脱式の調整ができる．挙上式は座面と下腿面の角度を任意で調節することができて，下肢の伸展拘縮，もしくは伸展痙縮が強い場合に使用し，リクライニング機構と併せて使用することが多い．開き式はレッグサポートを側方に開くことができるため，トイレやベッドの移乗がしやすくなる．開き式のほとんどが着脱することができるが，車椅子の全長が短くなる分，車載時や収納する際のスペースを抑えることもできる．

2）姿勢保持のための検討

重症心身障害児・者は前述したとおり合併症が多く，かつ四肢体幹に変形がある方が多いので，**図2**で示すような順番で検討する．

a）座　面：重症心身障害児・者の座位保持機能によってバックサポートや座面を考慮する．平面の椅子に座らせたときに頭部-体幹-殿部-四肢のアライメントをみて評価を行うことが望ましい．まずは殿部の支持性をはかるために座面の検討を行う．前後傾や回旋・側屈などの骨盤変形が著明な場合には，モールドタイプのクッションを選択し変形に合わせて作製する．骨盤が回旋していると，座面上での骨盤の位置だけでなく膝の位置も左右対称ではないので，個々に合わせた形状

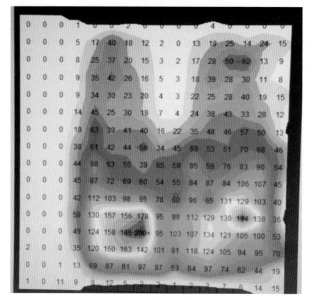

図 3. 座圧測定

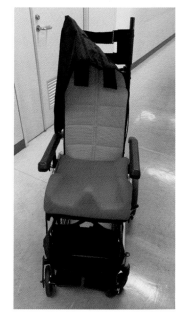

図 4. 張り調整式バックサポート

にする．仙尾骨部や坐骨部の褥瘡形成が心配な場合には，その部分の除圧のためにウレタンをくり抜くか空気室構造やゲル素材を利用したものを選択する．除圧の部位を決めるのに座圧測定を行うと（**図3**），圧が高くなっている部位が視覚化できてわかりやすい．

b）バックサポート：バックサポートの調整は骨盤の位置を整えた後に体幹-骨盤のアライメントをみながら行う．我々の施設では，張り調整（**図4**）＋パッド類でアライメントを整えるが，それだけでは支持ができない場合にはモールドタイプを使用する．背面のトータルコンタクトが望ましいが，体幹や上肢の随意的な動きを抑制することもあるので，過剰な支持は避けたい．こういった調整は主に仮合わせで行われる．

股関節の伸展拘縮がある場合には，背座角を90°以上にする必要がある．股関節や体幹の伸展痙縮が強い場合には，股関節屈曲の可動域が許す範囲内で背座角を小さくすると全体的な筋緊張が緩和する．

c）ヘッドサポート：骨盤や体幹の支持性を整えた後で頭頚部や四肢の調整を行う．ヘッドサポートの有無もしくは種類は主に頭頚部の支持性によって検討する．また，頭頚部の支持が安定していても，てんかんの発作後や呼吸・循環機能の不安定などでバックサポートを倒す状況が予想さ

れる場合には，バックサポートの延長や分割式ヘッドサポートの付加を行う．筋緊張の亢進により頭部の回旋がみられる際には，回旋する側のサポートを行う．筋緊張が著明に高いと，同側の耳介や眼を支持部にこすりつけて結膜炎や耳介部の褥瘡の原因にもなり得るので除圧を必要とするが，支持性の強度に影響するため全体的なバランスをみながら検討していく．頚部後屈位は誤嚥を誘発する可能性があるため，嚥下障害がみられる場合には頭部を正中位もしくは前屈位としたいが，気管切開術後の方では気切部を圧迫する可能性があるため注意したい．

d）四肢のシーティング：車椅子のテーブルは，座位で作業や遊び，食事をする際に使用するのに役に立つが，上肢の支持にもなるので姿勢を安定化させる．テーブルの高さがちょうど胃瘻の位置と重なることも多いので，仮合わせでは胃瘻部を圧排していないかチェックする．テーブルだけでは支持性が低い場合には，胸受けロールを併用する．テーブルを使用しない場合に胸受けロールのみを処方することもよくある．テーブルや胸受けロールについては装着の手間や持ち運びの問題があるので介助者と話し合う必要がある．

下肢は膝関節の伸展拘縮もしくは強い伸展痙縮がある場合には，前述の通り挙上式のレッグサ

ポートを処方するが，場合によっては下腿パッド
を併用する．麻痺の程度の左右差や骨盤や脊椎の
変形，股関節の拘縮があると，座位時の足部の位
置に左右差がみられるため，変形に合わせた調整
が必要である．

3）周辺機器

呼吸器・循環器の合併症で酸素や吸引などを必
要とする際には酸素ボンベ架台や吸引器搭載台
（図5）を追加し，車椅子上で注入をするための点
滴棒は，全身状態をみて必要性に応じて検討する．

4）処方時の注意

重症心身障害児・者は複数の介助者がかかわる
ことが多いため，可能な限り簡単に使用できるも
のが良い．例えば，ベルト類を多くすると介助を
される側の安全性は高まるが，その分車椅子への
移乗操作が複雑となり使用しないパーツが出てく
ることがあり，結果的に安全性が低くなる，もし
くは良いポジショニングがとれなくなる可能性が
ある．

重症心身障害児では成長に応じて身体の状態が
変化するため，定期的なフォローが必要である．
また，成長により認知的・身体的な機能が向上す
る可能性がある．シーティングを行い合併症によ
る症状を減らすための工夫が必要であるのは当然
であるが，過剰なサポートにより児が本来持って
いる機能を阻害する可能性があるので注意を要す
る．例えば，ヘッドサポートの支持性を高めすぎ
ると頭頚部の安定性はより保たれるが，児の視野
が狭くなり，認知的な刺激を減らしてしまう可能
性がある．

5）本人，家族への指導

身体の変化に合わせた車椅子を調整するため
に，車椅子作製後も医師や訓練士など専門職が定
期的にチェックできるような体制を確認してお
く．例えば失禁などで車椅子のカバーが汚れた際
にパッド類を外して洗うことがあるが，その際に

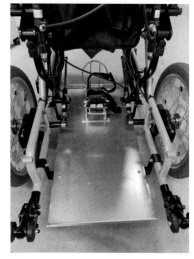

図 5. 酸素ボンベ架台，呼吸器搭載台

パッド類が本来とは異なる位置に置かれているこ
とはよくみられる．家族のチェックだけではな
く，医療的なフォローの中でも確認していきたい．

介助者側の要因（身長が低いなど）によって重度
心身障害児・者の要因（股関節や膝関節の屈曲制
限がみられるなど）で車椅子の全長が長くなるこ
とがあるが，介助される側の足先が見えづらくな
り，駆動介助の際に注意していないと介助される
方の下肢をぶつけてしまい外傷を負うことがみら
れるため注意を促す．

文　献

1) 伊藤利之(監修)：こどものリハビリテーション医
　学，第3版，医学書院，2017.
　Summary 小児のリハビリテーションに関して全
　般的なことが記されている．
2) 折口美弘ほか：重症心身障害児(者)の死亡に関す
　る研究．医療，55(4)：175-179，2001.
3) 高岡 徹：車椅子．伊藤利之ほか(編)，今日のリ
　ハビリテーション指針，pp.579-580，医学書院，
　2013.
4) 澤村誠志，伊藤利之(監修)：車いす・シーティン
　グの理論と実践，はる書房，2014.
　Summary シーティングに関連することで，医学
　的な面から工学的な面まで多角的に記載されて
　いる．

病院と在宅をつなぐ
脳神経内科の
摂食嚥下障害
—病態理解と専門職の視点—

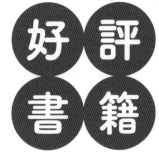

好評書籍

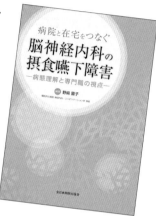

編著 **野﨑 園子**

関西労災病院 神経内科・リハビリテーション科 部長

2018 年 10 月発行　B5 判　156 頁
定価（本体価格 4,500 円＋税）

「疾患ごとのわかりやすい病態解説＋13 の専門職の視点からの解説」

在宅医療における脳神経内科の患者の摂食嚥下障害への介入が丸わかり！さらに、Q&A
形式でより具体的な介入のコツとワザを解説しました。在宅医療に携わるすべての方に
お役立ていただける一冊です！

Contents

 全日本病院出版会　〒113-0033 東京都文京区本郷 3-16-4　Tel:03-5689-5989
www.zenniti.com　Fax:03-5689-8030

MB Med Reha **No.245**：41-50, 2020

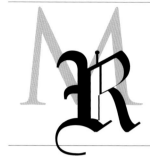

特集／車椅子の処方と患者・家族指導のポイント

電動車椅子処方の実際

北野義明*

Abstract　重度障害者の生活自立の鍵を握り，生活に密着した用具である電動車椅子の処方にあたって，第一に，ユーザや支援者と生活イメージを共有しなくてはならない．そのうえで，ユーザの病状や身体特性と照らし合わせ，姿勢・移動・移乗といった基本機能別に条件を整理する．この具現化に向けて，用途や利用環境に応じた走行特性を持つ駆動形式（標準形，簡易形）や駆動輪配置の車体（駆動部），電動走行の加速度や振動に耐えられ，動作の起点となる姿勢保持，除圧や休息，生活場面に応じた姿勢変換，身体特性と理解・判断力に合わせた操作方法などが特徴的な検討課題であり，実際にユーザ，支援者とともに試乗評価し，確認，納得して決定していくことが重要である．

なお，これらは現状の身体特性だけではなく，段階的な指導や練習により操作技術向上をはかったうえで検討すべきであるが，どうしても安全な操作を習得できない場合は，導入を断念せざるを得ないことに留意しなくてはならない．

Key words　電動車椅子（electric wheelchair），処方（prescription），指導（guidance）

電動車椅子処方のポイント

　身体特性や環境条件によって車椅子自走が難しい場合でも，移動獲得への可能性を与えられるのが電動車椅子である．その電動車椅子は，電動制御機構を搭載することから，移動だけではなく姿勢変換やシート昇降をユーザ自身で行える可能性があり，重度障害者の生活自立の鍵を握る用具といえる．生活に密着した用具であることから，処方にあたっては，ユーザのADLや生活サイクル，生活環境，そして人生観まで含めた生活イメージを共有するようにしなければならない．そのうえで，（ユーザと支援者の）要望と目的を確認し，「どのような生活の実現のため，いつどこでどのように活用するのか」を念頭に置き，ユーザの病状や身体特性と照らし合わせ，姿勢・移動・移乗といった車椅子の基本機能別に求められる条件を整

理する．この条件の具現化に向けて，① 車体（駆動部）の検討，② 姿勢保持と座位変換機能の検討，③ 操作方法の検討，④ 移乗の確認と調整，⑤ 使用環境での確認と調整，⑥ 充電ルールの検討，⑦ 生活活用のための調整と進めるが，相互に関係する事項については，各々の優先度を考慮して総合的に検討しなければならない．そして，具体的に機種や付属品などを選定し，実現をはかるには，補装具費支給や介護保険による貸与などの，⑧ 福祉制度利用の検討も重要な要素となる．この各段階の順に処方のポイントを解説する．

1．車体（駆動部）の検討

　電動車椅子の車体（駆動部）を自在に製作することは難しく，既製の機種から選択することとなり，その選択によって基本的な走行特性が決まる．そのため，駆動形式が標準形（**図1**)[1]なのか（電動駆動装置を用いた）簡易形（**図2**)[1]なのか，そ

* Yoshiaki KITANO，〒920-0353　石川県金沢市赤土町ニ13-1　石川県リハビリテーションセンター，主幹

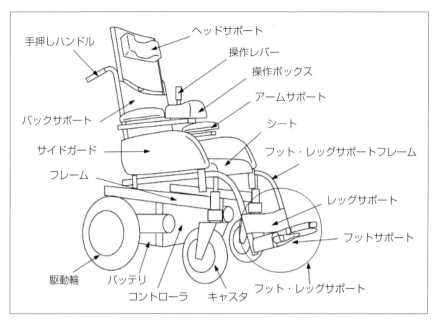

図 1. 標準形電動車椅子の各部名称

（文献 1 より）

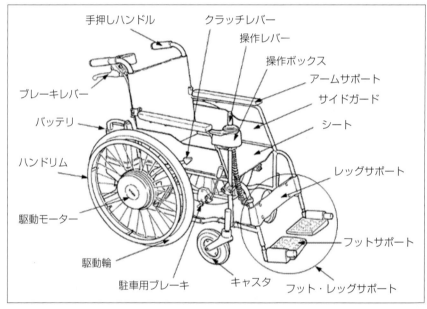

図 2. 簡易形電動車椅子の各部名称

（文献 1 より）

して，どの駆動輪配置（後輪駆動，中輪駆動，前輪駆動など）（**図 3**）の機種を選択するかを利活用の用途や環境に応じて検討しなければならない．

　一般的な傾向として，標準形は走破性や安定性が高く，屋外や施設，病院，学校などでの利用に適する．一方，簡易形は低速から滑らかに走行できる[2)3)]ことから，屋内や外出先での利用が多い

が，段差や傾斜路，悪路での走行の際，転倒・転落の危険性があるので注意しなければならない．

　また，駆動輪配置について，標準的な後輪駆動方式に対して前輪駆動方式は旋回性が高いが，旋回中心がユーザの体幹位置より前方にあるため，旋回時に体幹が左右に振られるような力を受ける．中輪駆動方式（6 輪構造）は，最も小回り性が優れ

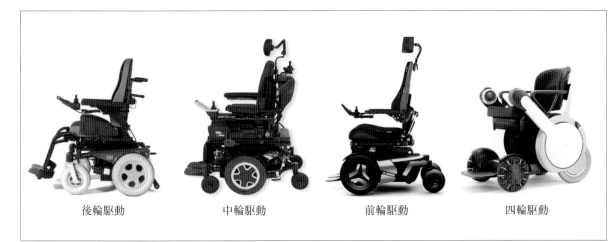

後輪駆動　　　　　　　　中輪駆動　　　　　　　　前輪駆動　　　　　　　　四輪駆動

図 3. 駆動方式（駆動輪配置）の種類

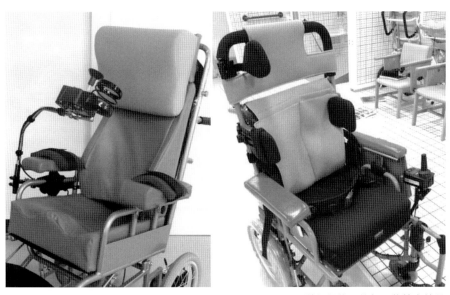

モールド型クッション　　　　　バックサポート張り調整＋骨盤・体幹支持具

図 4. 姿勢保持の工夫

ており，在宅狭所などでの利用を検討する場合が
あるが，幅寄せ操作が若干難しくなる特性を持つ
ため留意すべきである．四輪駆動方式は，坂道，
段差，傾斜路，悪路などでの走破性が高く，生活・
活動をアクティブに拡大できるが，前輪に採用さ
れる全方向車輪（オムニホイール）の構造によっ
て，走行に伴う音や振動が問題になる場合がある．

さらに，狭所移動や移乗時の位置合わせなど，
介助者が手押し移動することがあるが，このしや
すさについても確認すべきである．特に海外製の
機種は，電磁ブレーキやクラッチをフリーにして
も抵抗がかかったままで非常に重く感じることが

多く，注意が必要である．

車体（駆動部）を選択することで走行特性だけで
はなく，シート高が決まり，移乗動作や生活環境
への適応に影響を与えるため，それらと照らし合
わせて，駆動部の選択を改めなくてはならない場
合がある．

2．姿勢保持と座位変換機能の検討

手動車椅子と同様に，動作の起点となり操作能
力を引き出す姿勢保持が基本となるが，電動走行
することで，走行や旋回の加速度・振動などによ
る負荷が（手動車椅子以上に）かかり，身体（特に
脊柱や頚部）に悪影響を及ぼすため，将来的な経

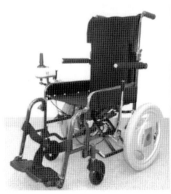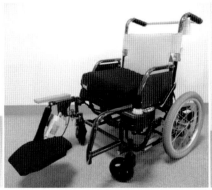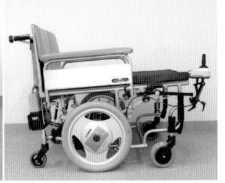

図 5. フレームオーダーメイドによる簡易形の例

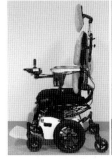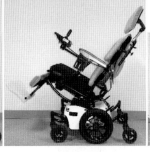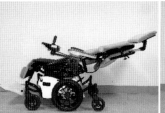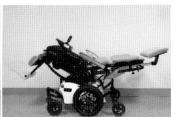

前傾ティルト　　　　後傾ティルト　　　　リクライニング　　ティルト＋リクライニング

図 6. 電動リクライニング・ティルト機能

過も考慮し，これらに耐えられるように配慮する必要がある．そのうえで，電動車椅子各部の寸法・形状・機能，姿勢保持具（座位保持装置完成用部品など），クッションの活用などについて試用評価を重ねる．小柄なユーザが既製機種をそのまま利用しようとすると，シートの奥行が大きく，フットサポートが前方に突出しすぎていることが多いため注意が必要である．そして，各機種標準の姿勢保持機能（バックサポート張り調整機能やコンター型クッションなど）を確認し，それらで十分に姿勢保持できない場合に必要な姿勢保持要素の検討（モールド型クッションや姿勢保持具の設置など）に取り組む（**図4**）．ここで，フレームのオーダーメイドが求められる場合，標準形は（構造的な問題で）容易ではないが，簡易形であれば，手動車椅子のフレームと同様に可能であり，必要なフレーム形状をつくり出すことができる（**図5**）．

電動車椅子ユーザは自力での除圧や座位変換が難しいため，生活の中での過ごし方と乗車時間，場面に応じた作業，排泄方法，介助者のかかわり方などの条件を整理して，必要な座位変換機能（**図6, 7**）を検討する．なお，機種によって実現可能な機構や電動・手動，可動範囲が異なるため，注意が必要である．

ティルト機能については，座面の除圧を重視するのであれば最大角度45°以上が望ましいが，生活での活動や休息姿勢のための調整であれば最大角度20～30°程度で対応可能であり，移乗場面や書字などの作業では，前傾まで調整可能であったほうが良い場合がある．

リクライニング機能については，身体特性や起立性低血圧への対処，排泄や更衣，胃瘻からの栄養摂取などによって，必要な角度が異なるので，その角度を満たす機種を選択しなくてはならない．また，角度範囲だけではなく座位変換による姿勢のズレの大小や，変換した姿勢が環境に適応するかどうか（全長や高さなど）も確認が必要である．

リフト機能については，調整範囲が床，低座面高（40 cm 程度以下），通常の座面高のいずれからどの高さまでかによって，機構や機種が異なる．テーブルや洗面台などの入り込みや移乗先との高さ合わせ，机上作業（食事や書字など）をしやすく

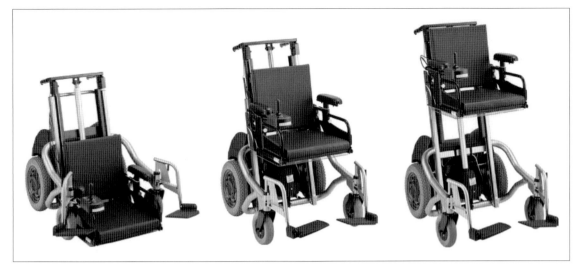

図 7. 電動リフト機能

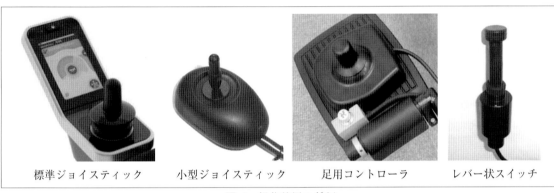

| 標準ジョイスティック | 小型ジョイスティック | 足用コントローラ | レバー状スイッチ |

図 8. 操作装置の種類

するなど, 生活に密着した機能となるため, それらの状況を十分に確認したうえで適合する機種を選択しなければならない.

その他, スタンディング機能や足台昇降機能など, 複数の変換機能の連動や場面別の姿勢メモリ機能など, 必要に応じて採用, 調整する.

3. 操作方法の検討

動作の起点となる姿勢について評価したうえで, 操作部位や肢位(中間位・回内位・回外位), 操作能力(走行操作に限らず, 電源や座位変換などの自立操作を含めて)や理解力・判断力を確認し, 能力に合わせた操作装置の選択, 操作レバーや電源などのスイッチの形状, 操作を補助する支持具(アームサポート, パームサポートなど), 配置・固定具などの調整を行うが, 操作練習や段階的な導入によって能力が拡大し, 実用に至るケースもあるため, 将来にわたって能力を獲得できる

かどうかを考慮して検討を進めるべきである. その際に重視すべきは, いかに安全に移動できるかであり, 「確実に止まれる」すなわち「危険を察知したら, ただちにジョイスティックを離す」などの操作習得がポイントとなる. 操作習得に向けて, 入力感度や走行特性の調整(最初は加速度の小さいトレーニングモードで走行など)を行い, 環境に制限が少ない場面から段階的に練習すべきである. 操作能力に応じた操作装置(**図 8**)の適用や工夫について**表 1**[7]にまとめる.

1) 不随意動作が大きく, 力の加減が難しい場合

ユーザの動作を操作に反映するように操作装置の配置や動作の支点・支持面(上肢操作の場合はアームサポートやテーブルなど, 下肢操作の場合は足底板など(**図 9**))を工夫し, 操作能力に応じてジョイスティックのバネの調整や操作方向のガイ

表 1. 操作能力に応じた操作装置の適用

能力分類	不随意動作が大きく、力の加減が難しい		不随意動作があるが、支持・固定により限定的な動作が可能	力が非常に弱く、動作範囲も非常に小さい		
操作部位	上肢	下肢	上肢	上肢(手指)	上肢(肩肘)	頸
代表的な疾患	脳性麻痺、無酸素脳症、小脳変性症	脳性麻痺、脳血管障害	脳性麻痺	筋ジストロフィー、筋萎縮性側索硬化症、脊髄性筋萎縮症	頸髄損傷	頸髄損傷、脳性麻痺
特徴	・不随意動作により、力や方向のコントロール困難 ・理解・判断力低下 ・目と手の協調動作困難 ・可動域はある	・不随意動作により、力の加減が困難 ・力のコントロール困難 ・理解・判断力低下 ・目と手の協調動作困難 ・可動域はある	・不随意動作により、力の加減が困難 ・限定的な部位・範囲で動作可能 ・随意的な力は弱い	・力が脆弱、動作範囲も極小 ・手指の変形がある場合が多く、手指によって可動域が異なる	・力が弱く、動作範囲も小さい ・手の動きがないので、肩や肘の動きで操作	・力が弱く、動作範囲も小さい ・頸部の負担軽減が必要
検討事項	・動作の支点や支持面の工夫(アームサポート、テーブルなど) ・安定操作可能な操作レバー形状と配置 ・入力感度や走行特性の調整 ・継続的な操作練習	・動作の支点や支持面の工夫(足底板など) ・安定操作可能な操作レバー状と配置 ・入力感度や走行特性の調整 ・継続的な操作練習	・不随意運動を抑制し、随意な動作を発揮しやすい支持や固定 ・安定操作可能な操作レバー形状と配置 ・入力感度や走行特性、走行特性の調整	・上肢の自重を支持し、手指の動作をしやすくする ・テコを利用しやすいような支持や操作装置の選択、配置 ・(方向別の)入力感度や不感帯、走行特性の調整	・水平面上の動作を行いやすい支持 ・手指を保持し、操作しやすい操作レバー形状と配置 ・座位変換を考慮した脱落を防止する支持	・頸部負担を軽減する支持 ・確実な操作と頸部負担が小さい操作レバー形状と配置、開閉機構 ・座位変換機構を考慮した配置
操作装置の条件	・不随意動作に耐え得る強度 ・入力感度調整 ・方向操作ガイドおよび方向操作の融通性	・不随意動作に耐え得る強度 ・入力感度調整 ・厚さを薄く(路面クリアランス確保)	・操作力、操作範囲に応じた操作装置	・極小の操作力や操作範囲に対応した操作装置 ・方向別の不感帯と入力感度調整 ・配置自由度が高い操作装置形状	・操作力や操作範囲に応じた操作装置	・頸部負担を抑えた操作動力の小さい操作装置 ・配置自由度が高い操作装置形状
操作装置の適用	①標準ジョイスティックを工夫(操作レバー形状、バネ力調整、操作方向ガイド、操作レバー傾斜制限) ②微細な操作が難しい場合は、レバー状スイッチやスイッチ入力(方向直接選択)を適用	①標準ジョイスティックを工夫(操作レバー形状、バネ力補強、操作方向ガイド、操作レバー傾斜制限) ②操作が難しい場合は、足用コントローラを適用 ③①②が難しい場合は、スイッチ入力(方向直接選択)を適用	①標準ジョイスティックを工夫または小型ジョイスティック、レバー状スイッチを適用 ②操作が難しい場合は、スイッチ入力(スキャン選択)を適用	①標準ジョイスティックを工夫(操作レバー形状の調整) ②①が難しい場合、小型ジョイスティック、レバー状スイッチを適用 ③①②が難しい場合は、スイッチ入力(スキャン選択)を適用	①標準ジョイスティックを工夫(操作レバー形状、水平可動しやすい上肢支持)	①標準ジョイスティックやや小型ジョイスティックを工夫

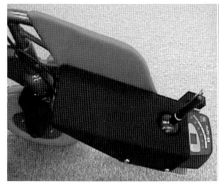
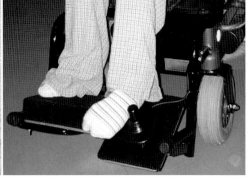

図 9. 足底板を活用した下肢操作

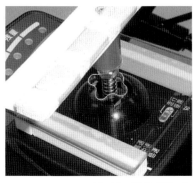
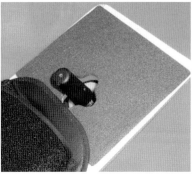

図 10. 操作方向ガイドと傾斜角度の制限

ド，操作レバーの傾斜角度の制限（**図 10**）を検討すべきである．緻密なジョイスティック操作が難しい場合は，レバー状スイッチ[8]（ジョイスティック同様の形状だが，スイッチを 4 個組み合わせた構成で，進行方向は 8 方向に限定，**図 8**）や方向選択して走行するスイッチ入力方式を適用検討する．

2）不随意動作があるが，支持・固定により限定的な動作が可能な場合

不随意運動を抑制し，随意な動作を発揮しやすいように姿勢調整および身体部位の支持や固定（前腕の固定など）を行うことで，限定的な部位・範囲で動作を引き出せる場合がある（ただし，身体部位の固定が身体に負荷を与えるので注意を要する）．この支持・固定と限定的動作に合わせて操作装置を選択し，操作レバーや把持部の形状を工夫しなければならない．小型ジョイスティックや標準ジョイスティックを工夫して用いることが多いが，ジョイスティック操作が難しい場合は，スイッチ入力方式を検討する．

3）力が非常に弱く，動作範囲も非常に小さい場合

重力に抗する動作や摩擦力に打ち勝つ動作が難しいため，重力の方向と操作性を慎重に検討する必要がある．また，座位変換した際にも必要な操作（リクライニングを戻すなど）ができるように操作装置の配置や肘などの脱落防止（アームサポートの形状工夫など）を検討すべきである．

手指で操作する場合は，上肢の自重をキャンセルするようにアームサポートなどで支持し，テコを利用した手指の動作を引き出すように支点や支持部，操作レバー形状，操作装置の配置を工夫すべきである[9]．操作装置はバネを弱く設定した標準ジョイスティックや小型ジョイスティックを適用し，入力感度や不感帯，走行特性を調整して利用することが多い．手指の変形などにより，動作の方向によって可動域が異なり緻密な方向操作が難しい場合は，方向別の入力感度・不感帯の調整やレバー状スイッチでの操作を検討する．それでも難しい場合は，1 スイッチによるスキャン選択方式を適用する．

手指の動きがなく肩や肘の動きで操作する場合には，水平面の動作を行いやすいような上肢の支持(適度に滑らせることが可能なアームサポートなど)が重要となる．また，操作レバーを把持できないため，手指の保持と操作性を考慮して操作レバーの形状を工夫する．

顎で操作する場合には，頚部の負担が懸念される．その負担を軽減できるように姿勢調整および頭頚部支持，操作装置の配置，操作レバーの形状を検討する必要がある．標準の操作装置(ジョイスティック)では操作が難しい場合や，操作ボックスが大きいことで電源スイッチなどが胸に接触するなどの不都合がある場合は小型ジョイスティックを用いる．そして，操作の方向(前に押し出して前進か，後方に引いて前進か)についても検討し，操作装置の設定を調整する．移乗するには，操作装置の開閉が必要となるため，その機構についても検討しなければならない．

4．移乗の確認と調整

介助による立位移乗や座位移乗，リフトなどを使った介助移乗など，各々の移乗方法や移乗先の環境条件を確認し，それに合わせてアームサポート，フット・レッグサポートの形状や脱着・開閉などの機能，シート高・角度，操作ボックスの開閉機構などを検討すべきである．

標準形の電動車椅子はシート高が手動車椅子よりも高いことが多く，周囲の環境と高さが合わないことや，立位移乗の際に足底を接地し難いといった不都合が生じることがある．この対応として，前傾ティルト機能の活用や，フレーム形状や寸法をオーダーメイドできる簡易形を採用することがある．

5．使用環境での確認と調整

車体(駆動部)や姿勢保持と座位変換機能の選択により，走行特性やシートの高さなどの寸法形状が決まるため，部屋への出入りや曲がり角の通過，テーブル・洗面台・トイレなどへのアプローチ，エレベータや福祉車両の乗降(積載可能な高さ，奥行き，幅)など，使用環境に応じた寸法，形状，移動性(手押し移動を含む)を確認しなければならない．また，重量が大きい(標準形では本体重量が80 kgf 以上，座位変換形では200 kgf 近くのものもある)ため，ユーザの体重を含めると床面の強度(180 kgf/m²)や段差解消機の耐荷重(150 kgf 程度のものが多い)，福祉車両の牽引装置(120 kgf 程度)などを超過し，実生活(特に在宅)での活用が困難となる場合がある．このため，大幅な軽量化を実現した機種(例えば**図6**に示した機種は電動リクライニング・ティルト機能を持ちながら約50 kgf の重量を実現している)や簡易形を検討することがある．

また，操作に応じて確認音が出る機種があるが，病室や教室，図書館，映画館など，静かな公共環境で迷惑になる場合は，音量の調整や消音の対処が必要になる．

6．充電ルールの検討

充電管理について，ユーザ，介助者，支援者の誰がいつ行うか，生活状況とバッテリ容量や充電方法(外部充電器の有無，充電プラグの位置と接続方法など)を照らし合わせて，ルールを検討しなければならない．

7．生活活用のための調整

実生活で活用するには，電動走行操作，座位変換操作，電源操作以外にスマートフォンや家電機器などの操作を求められる場合があり，これらをユーザが操作できるようレバーやスイッチなどの入力装置や，それらを配置する固定具などが干渉せず，様々なケアなどでも邪魔にならないように工夫しなくてはならない．さらに，ユーザによっては，テーブルの設置や人工呼吸器などの積載についても検討する必要がある．

8．福祉制度利用の検討

導入に際して福祉制度などを利用する場合，事故などの損害賠償保険，労災保険，介護保険，補装具費支給制度という優先順位の原則があるので注意が必要である．

このうち，補装具費支給制度については，ユーザの身体特性や生活に応じて，電動車椅子あるい

は座位保持装置(構造フレームを電動車椅子とし
たもの)の費目が適用される.この際,処方を制度
項目と照合し,制度上の見積り,製作内容・図面
の確認,制度上の自己負担額と差額負担額をユー
ザ,支援者とともに確認して進めなくてはならな
い.

　一方,介護保険制度によるレンタルの場合,福
祉用具貸与事業所により扱う機種が限定され,多
くは簡易形かハンドル形であり,標準形は少な
く,さらに,座位変換形はごく限られた機種しか
ない.このため,これらの情報を十分に把握して,
適応を検討しなければならないが,適用できる機
種がない場合は,補装具費支給制度などの利用も
視野に入れて,検討,相談すべきである.また,
補装具費支給制度とは異なり,適用にあたって直
接判定の機会がないため,安全操作の確認そして
事故への留意や保険加入などについて十分に配慮
できるように支援者などの助言が必要となる.

患者・家族指導のポイント

1.電動車椅子の種類や活用についての指導

　先に記した通り,電動車椅子は重度四肢麻痺者
の生活に密着した用具であることから,まず,電
動車椅子にはどのような種類があり,それらを活
用することにより,どのような生活を獲得できる
かを解説するとともに,その試用評価に基づい
て,患者・家族とともに考え,共通した生活イ
メージを持つことが重要である.そして,これを
電動車椅子の操作習得,利活用へのモチベーショ
ンとする.

2.安全な操作能力の獲得のための指導

　ユーザの操作能力によって生活活用のスタイル
が左右されるため,段階的な操作練習により,運
動機能面,認知面ともに確認しながら,操作技能
を向上させるように取り組まなくてはならない.
その際に最も重要なのは,いかに速く移動できる
かではなく,いかに安全に移動できるかであり,
これを十分に指導しなければならない.この習得
を達成できない場合は,暴走や衝突,転倒・転落

などの大惨事となりかねないため,電動車椅子の
導入を断念せざるを得ない.

3.活用のためのセッティングの指導

　実用レベルの操作能力習得の見通しが立ったと
ころで,具体的な処方を進めるが,この際,電動
車椅子活用のためのセッティングの指導も重要と
なる.移乗のための準備や方法,姿勢のセッティ
ング,操作のための操作部の配置や調整など,
ユーザはもちろん家族をはじめ,かかわる支援者
にも理解をはかるよう指導しなくてはならない.
また,家族などがいない場面でも対応できるよう
に,できる限りユーザ自身が周囲の人にセッティ
ングなどの要望を伝えられるようにしなければな
らない.

4.充電やメンテナンスのための管理上の指導

　処方の確認ポイントでも挙げた通り,機種に応
じた充電方法や充電のタイミングなど,充電管理
について指導し,ルールを確定しなくてはならな
い.併せて保管場所やタイヤの空気圧調整,安全
点検についても指導するとともに,不具合やトラ
ブル発生時の連絡先の確保および周知をはからな
くてはならない.

5.外出・旅行についての指導

　本来,社会のバリアフリーが実現していれば,
外出・旅行について制限は少なくなるが,現在は
多くのバリアが存在する.そのため,外出・旅行
の際には,その目的地はもちろん,目的地までの
行程(公共交通,移送サービス,支援者の協力な
ど)についても情報収集し,場合によって事前連
絡が必要であることを指導しなければならない.
電動車椅子のサイズや重量,バッテリの取り扱い
など,外出先や観光地などでの制限,鉄道,航空
機などの利用ための条件やルールが各施設や運営
会社のホームページなどに掲載されており,それ
を理解したうえで外出するように努める必要があ
る.そして,積極的な社会参加により,ユーザが
より利用しやすいように改善への提案などを伝
え,バリアフリー社会の実現に向けてともに協力
して取り組んでいくべきである.

文　献

1）車いす・シーティング用語検討委員会：車いす・シーティング用語集，pp. 33-54，2005.

2）北野義明ほか：電動車いす駆動特性の比較検討，第18回リハ工学カンファレンス講演論文集，17-18，2003.

3）北野義明ほか：電動車いす旋回走行特性の検討，第27回リハ工学カンファレンス講演論文集，CD-ROM，2012.

4）北野義明ほか：在宅での利用を考慮した軽量・コンパクトな電動リクライニング・ティルト式電動車椅子の試作，第29回リハ工学カンファレンス講演論文集，CD-ROM，2014.

5）北野義明ほか：在宅での利用を考慮した軽量・コンパクトな電動リクライニング・ティルト式電動車椅子の開発（第2報），第33回リハ工学カンファレンス講演論文集，CD-ROM，2018.

6）北野義明ほか：在宅での利用を考慮した軽量・コンパクトな電動リクライニング・ティルト式電動車椅子の開発（第4報），第34回リハ工学カンファレンス講演論文集，CD-ROM，2019.

7）北野義明ほか：電動車いす操作インタフェース適合の体系化と課題検討，第22回リハ工学カンファレンス講演論文集，71-72，2007.

8）北野義明ほか：マイクロリミットスイッチを組み合わせた電動車いすレバー操作装置の提案，第25回リハ工学カンファレンス講演論文集，211-212，2010.

9）北野義明ほか：電動車椅子操作インタフェース取り付け具の現状と課題，第32回リハ工学カンファレンス講演論文集，CD-ROM，2017.

10）北野義明：電動車いす関連機器の動向と見どころ．福祉介護テクノプラス，**10**(10)：8-13，2017.

11）北野義明：電動車椅子，在宅生活で使える福祉用具ガイド．総合リハ，**45**(5)：467-478，2017.

12）北野義明：電動車いす．車いす・シーティングの理論と実践，pp. 144-162，はる書房，2014.

13）桂　律也：電動車いすに求められるシーティング．*Rehabil Engineering*，**21**(2)：66-69，2006.

14）田中栄一ほか：操作インタフェースの工夫と可能性．*Rehabil Engineering*，**21**(2)：74-78，2006.

MB Med Reha **No.245**：51-53, 2020

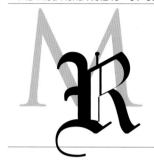

特集／車椅子の処方と患者・家族指導のポイント

◆コラム

電動車椅子の操作能力評価について

高岡　徹*

はじめに

　道路交通法および道路交通法施行規則により，電動車椅子は歩行者として取り扱われることになっている．したがって，免許やヘルメット，一方通行など自動車などの車両運転時に受ける規制は適応されない．だからといって，自分勝手に道路を走行していいというものではなく，歩行者として守るべき規則や電動車椅子の取り扱いに習熟する必要など，求められることは多い．

　電動車椅子の重大事故の報告としては，踏切の途中で立ち往生した，あるいは階段や駅のホームから転落したといったものがある．今のところ高齢者におけるハンドル形電動車椅子の事故報告が多いが，障害児・者においても，電動車椅子の操作能力評価は重要である．しかし，電動車椅子そのものの安定性や耐久性，走行性能といった試験基準は示されているものの，操作能力に関する試験・評価の全国共通の基準はない．

操作能力評価

　電動車椅子に係る補装具費支給事務取扱要領の操作能力の項には，基本操作として操作ノブ等の操作，メインスイッチ・速度切り替え，発進・停止，移動操作として速度調整や直進走行，S字・クランク走行，坂道走行などの項目が挙げられ，これらすべての操作を円滑に実施できる障害者等であることが必要，と書かれている．そして，身体の状況，生活環境および身体的操作能力（操作

性，所用時間，安全性等）の結果等を総合的に考慮し，特に操作経験のない障害者等に支給する場合には，十分な操作訓練や使用上の留意事項の周知を徹底することが必要とされる．

　当センターにおいては，**図1**に示す調査票を用いて操作能力評価を行っている．走行評価を行う前に，医師や療法士，エンジニアによる機能評価や基本的操作の習得の可否などを判断している．原則的には，処方の可能性がある方に対して実施するものであり，初めての電動車椅子処方を検討する際には必ず実施する調査である．

　本調査票は必ずしもすべての評価を実施しているわけではなく，事例に応じて項目を選択している．これは時間的制約や環境面の問題が大きな理由ではあるが，実際に想定される使用場所や場面で評価を行うことができれば最も適当である．また，最終的な意見の判断基準を明確には規定できておらず，総合的な判断を行っている．例えば，自宅や施設内など限られた環境下で使用する場合には，屋外での調査は行わず，あるいは多少の問題があったとしても，低速での屋内走行限定という条件で承認することもある．

　知的能力を含む認知面の評価も重要である．特に半側空間無視や注意障害がある場合には，電動車椅子の操作そのものは可能でも，判断としては不可とならざるを得ないことも多い．しかし，判定時に特定の神経心理学的検査などの実施を必須としているわけではない．電動車椅子は歩行者扱いではあるが，高次脳機能障害者の自動車運転再

* Toru TAKAOKA，〒222-0035 神奈川県横浜市港北区鳥山町1770　横浜市総合リハビリテーションセンター
　リハビリテーション科，副センター長

電動車椅子操作能力調査票 ver.2

基礎情報	氏名		生年月日:　　年　　月　　日（　　歳）		
	原因疾患				
	障害名		身体障害者手帳:　　　級		
	現在の移動方法				
	使用目的・場所				
	移乗方法	自立・一人介助・複数介助・機器使用	保管場所		
	使用機種　メーカー:　　　　機種名:		駆動輪	後輪 ・ 中輪 ・ 前輪	
	操作部位: 手（ 右 ・ 左 ）　足（ 右 ・ 左 ）　その他（　　　　　　　　　　　　）				
	操作装置（ジョイスティック等）種類・形状:				

走行準備	操作能力: ○:自立, 問題なし △:要練習, 一部介助 ×:全介助, 不適当 で表記　必要に応じてコメント追記					
	操作ノブ・ハンドル等の操作		クラッチ認識		クラッチ操作	
	メインスイッチ		速度調整	低速:	中速:	高速:
	その他					

走行状況	実用走行操作・安全確認: ○, △, ×で表記（上記参照）　必要に応じてコメント追記					
	前進	スタート:　　ストップ:		後退	スタート:　　ストップ:	
	急停止			急発進		
	S字			クランク		
	坂道走行	上り坂:　　下り坂:		片流れ路面		
	溝			段差		
	不整地			他車両・人・障害物の確認		
	信号確認			道路横断		
	交差点			人混み		
	踏切			見通し不良道路		
	道路標識知識			エレベーター乗降・操作		
	その他:					
	夜間走行の頻度			遠距離走行の頻度		

調査意見

電動車椅子の操作は （ 適当 ・ 不適当 ）と思われます。

調査年月日:　　　年　　月　　日　　調査者職種等:　_____

調査者所属機関名:　　　　　　　　調査者氏名:

_____ 印

横浜市総合リハビリテーションセンター

図 1. 電動車椅子操作能力調査票

開時の評価と同様の課題があると考える.

おわりに

　現時点においては，自動車運転のシミュレーターのような評価・判定機器は市販されていない．しかし，操作性や注意・判断の評価を客観的に数値で示すことができる可能性があり，有用かもしれない.

　電動車椅子が補装具として支給される場合には医学的な評価の実施が必須のため，一定の操作能力の保証はされていると考える．一方，介護保険レンタルの場合などでは，リハビリテーション専門職の関与がない事例もあり，問題がある．厳密な評価基準の設定は困難であるが，基本操作の説明だけで終わらずに，所定の調査票を用いた操作能力評価も行われる必要があると考える.

MB Medical Rehabilitation 好評増刊号・増大号のご案内

知っておきたい！これからの生活期リハビリテーション

編集/石川　誠（医療法人社団輝生会理事長）
MB Medical Rehabilitation No. 217　2017年12月増大号
B5判　150頁　定価（本体価格4,000円＋税）

今と"これから"がわかる！
生活期リハビリテーションを
考えるためには最適な一冊です！

<＝目　次＝>

摂食嚥下障害リハビリテーション ABC

編集/出江紳一（東北大学大学院医工学研究科リハビリテーション医工学分野教授）
MB Medical Rehabilitation No. 212　2017年7月増刊号
B5判　246頁　定価（本体価格4,980円＋税）

基礎から応用、論文の読み方まで知っておきたい知識を詰め込みました！
初学者からベテランまでお役立ていただける一冊です！

<＝目　次＝>

（株）全日本病院出版会

Tel（03）5689-5989
Fax（03）5689-8030
HP www.zenniti.com

〒113-0033　東京都文京区本郷3-16-4

MB Med Reha **No.245**：**55-61**, 2020

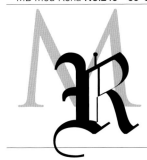

特集／車椅子の処方と患者・家族指導のポイント

クッションの選択

白銀 暁*

Abstract 医療・福祉領域においてクッションは主に車椅子上で用いられ，その座位特性を左右する非常に重要なパーツの1つである．そのため，現在，数百種にも及ぶ製品が供給されるに至っており，使用者にとって最適なものを選択することは容易ではない．また，近年，高機能な製品も増えてきたが，使用方法が誤っていたり，メンテナンスが適切に実施されていなかったりして，機能が十分に発揮されていないケースも散見される．そのような状況は，絶対に避けなければならない．本稿では，その一助とするべく，クッションの選択に向けた基本的な知識として，姿勢保持や褥瘡予防などの役割やクッションの種類などについて概説するとともに，代表的なケースにおける選択方法を簡単に紹介する．さらに，クッションの選択において検討されるべき適合評価の方法や，使用者や関係者らが知っておくべきクッションの管理上の注意点についても補足する．

Key words クッション(cushion)，座位保持(postural support)，圧分散(pressure dispersion)

クッションの役割

医療・福祉領域においてクッションは主に車椅子上で用いられ，その座位特性を左右する非常に重要なパーツの1つである．福祉用具情報システム(TAIS)[1]にも400点を超える製品が登録されており，この種類の多さは必要機能の重要性と多様性の表れである．しかし，その必要性は十分に理解されていない．その例として，未だにいわゆる普通型車椅子のスリングシートに，そのまま座らされているケースが散見される．これは，一方の殿部に荷重が集中しやすい，不安定かつ危険な状態であり，絶対に避けなければならない(**図1**)．また，調整式の除圧効果が高いクッションを使用するも，調整が不十分で機能が活かされていないケースもよくある．

アメリカの医療共通治療行為コード化システム

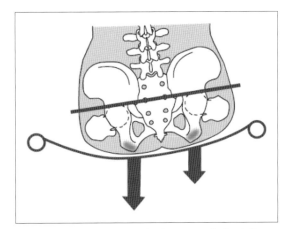

図1. スリングシート座面における荷重の偏り(テクノエイド協会「高齢者のための車椅子フィッティングマニュアル」より引用)

(Healthcare Common Procedure Coding System：HCPCS)[2]は，クッションを一般用，ポジショニング用，スキンプロテクション用，ポジ

---

* Satoshi SHIROGANE，〒359-8555 埼玉県所沢市並木4-1　国立障害者リハビリテーションセンター研究所福祉機器開発部福祉機器臨床評価研究室，室長

ショニング・スキンプロテクション用の4つに大別する．すなわち，クッションの役割は，座り心地の向上，座位姿勢の保持(ポジショニング)，そして接触面の皮膚の保護(スキンプロテクション)である．クッション選択の初期段階では個々の製品にとらわれずに，この分類のような使用者が求める役割から考えるとわかりやすい．以下，4分類を簡単に補足する．

1．座り心地の向上(一般用)

スポンジなどの柔軟な素材を用いて，身体と座面との接触面における簡易な圧分散を行う．長時間の座位が保持しやすくなり，疲労や疼痛などの悪影響を軽減する．ただし，独力で姿勢を変えられない，あるいは長時間の座位保持が必要な障害者らを対象とした場合には，これでは不十分なことが多い．

2．ポジショニング

独力で座位を保つことが難しい者の場合，器具による姿勢の保持が必要となる．各種のベルトやヘッドサポートなどが代表的であるが，クッションも重要な役割を果たす．座位の土台である骨盤を支えることで座位姿勢の適正化をはかる．例えば，殿部が前方に滑り，車椅子からずり落ちそうになる場合，前半分を高くして坐骨の前滑りを防ぐ，いわゆるアンカーサポートのあるクッションが有効である．また，坐骨結節や仙骨部分を大きくくり抜き，それらを支えるための壁を形成して骨盤姿勢をより強固に保持するものや，大腿部の内外側を高くして股関節の内外転運動を制約するものなどもある．

3．スキンプロテクション

いわゆる褥瘡予防用である．長時間，車椅子に座ったままの姿勢を維持し続けることは，荷重がかかる皮膚には大きなリスクである[3]．健常者は，椅子に長い時間座っていると，無意識に姿勢を変えて局所への過度の圧集中を避けているが，これができない者や，様々な事由によってより高い保護機能を必要とするケースでは，特別な機能を有するクッションを用いる．基本的には，身体との

接触面に高い柔軟性を有し，接触面積を大きくして圧を分散する．現在，様々な形態によって，高い圧分散機能を発揮する製品が多数供給されている．

4．ポジショニングとスキンプロテクション

前述の2つの機能を併せ持つように作られたクッションである．独力で座位を保つことが難しく，かつ，荷重面の皮膚への配慮を必要とするようなケースに用いられる．機能の両立を目指しているが，これにより両者が完全に解決されるわけではない．

クッションの種類

古くは毛皮，あるいは円座などが用いられた時代もあったが，現在の車椅子クッションは主に材質や形状などによって大別される[4]．クッションの選定においては，そのような内部構造に基づいて議論されることも多いため，特に重要と思われるものを簡単に紹介する．なお，製品ごとの詳細な仕様や適応などについては，誌面の都合により言及しない．

1．フォーム材クッション

発泡材(多孔質物質)を用いた，いわゆるプラスチックフォームのクッションである(**図2-a**)．家具や梱包材をはじめ，我々の生活において一般的に使用される．軽量で，快削性や接着性が高く，加工しやすい．発泡倍率により，素材の固さ，すなわち支持性は異なる数種類の製品がある．ただし，劣化の影響が大きく，使用限界の確認が欠かせない．

2．空気室タイプクッション

ゴムで作ったセルの中に気体を閉じ込め，そのセルによって座面が形成されたクッション(**図2-b**)．バルブでセル内の空気量を調整し，座面の硬さを調節できる．圧分散性に優れており，褥瘡リスクの軽減を目的として多用される．一方，製品によっては，その高い圧分散性のため殿部の位置および姿勢が安定しにくく，座位姿勢をしっかりと保持するような目的には向かない．また，空気

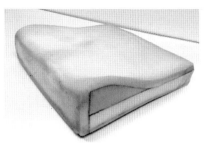
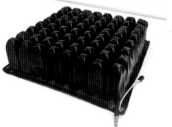
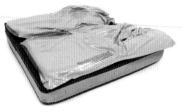

a．フォーム材　　　　　　　b．空気室タイプ　　　　　c．半流体ゲルタイプ

図 2. 様々な種類のクッション

を用いるがゆえに漏れの危険性があり，座った姿勢で殿部の下に手を入れて底付きの確認をしたり，空気量を調整したりといった管理作業が継続的に必要となるため，これを自身，あるいは介護者によって管理できる状況下でなければ使用は勧められない．

3．半流体ゲルタイプクッション

ゼリーのような半流体を閉じ込めたパッドを用いたクッション（**図 2-c**）．反発力が少なく身体形状に適合しやすいことから圧分散性に優れ，褥瘡リスクの低減が期待できる．その流動性ゆえに厚くしづらく，フォーム材のベースと組み合わせて，圧集中部位のみにパッドを置く製品が多い．ベースにフォーム材を使う場合，姿勢安定性は比較的高い．しかし，荷重によってパッドが変形しゲルが流れるため，そのままくり返し使用すると圧分散効果が得られなくなる．使用毎に，自身，あるいは介護者によってゲルを徒手的に寄せて戻し，効果を維持していく必要がある．

4．その他のクッション

ここまでに紹介したものが，現在の主流であると思われるが，それ以外のタイプもある．例えば，構造は空気室タイプと同様であるが，空気量の自動調節機能が付いたものや，低反発素材やドライポリマー素材，ポリエステル繊維を用いたクッションなど．ポリエステル繊維のものは通気性が良く，洗浄もしやすいため，好まれることもある．

現状，これを使えばすべての問題が解決する，というような，万能な製品は存在しない．新たな素材や構造を用いたクッションの開発が進められており，そういった製品への目配りも時に必要である．

クッションの選択方法

最も重要なことは，対象者に必要なクッションの機能の明確化である．そのうえで，求める機能を有するクッションを選定していく．前項で述べたように，単純に座り心地が良ければ他は問わないレベルなのか，ポジショニングが必要なのか，スキンプロテクションが必要なのかを判断する．単純な座位保持や褥瘡予防ではなく，食事などの各種 ADL 動作の向上や痛みの軽減，就業などにおける作業効率や安全性を高める目的や，稀にだがスポーツ場面で使用するケースもあり得るので，それに合わせた選択が必要となる．対象によって，いくつかのポイントがあるので以下に解説する．

1．クッションの設置環境の確認と調整

まず，すべてに共通する前提条件として，クッションの設置環境について注意すべきポイントがある．1点目は，クッションを置く土台のシート部である．前述のスリングシートでは，車椅子の折り畳みのための布材が撓むため，その上に置いたクッションも撓む可能性があり，時としてクッションの性能を棄損する．スリングシート上では，撓まない硬さを有した板材を敷くか，撓みを補間する船底型のベースを敷くなどして，平面上にクッションが配置されるようにする．2点目は，クッション周囲の側壁との間隙である．特に高さ（厚さ）のあるクッションの中には，車椅子のサイドガードなどによる周囲の支えによって適正な圧分散性を発揮するものもある．適切なサイズのクッションを使用し，無駄な間隙を生じさせない配慮が必要である．

2．肢体不自由者(脊髄損傷など)のケース

脊髄損傷などによる下肢機能障害がある場合，車椅子がよく使用される．長時間の使用となることも多く，褥瘡対策が重要となる．このため圧分散性の高いものを選定することが多いが，クッションだけに依存せず，足部や前腕の支持部，背支持部も含めて全体で体重を支えることが必要である[5]．

手動車椅子を使用するケースでは，上肢の駆動動作を安定して行うために，クッションには圧分散だけでなく骨盤・体幹を支える役割が必要とされる．活動性の高いケースでは，駆動動作以外にも上肢や体幹の動きやすさが求められることがあり，圧分散性を重視しすぎると，逆に不安定性を訴えることもある．

また，脊髄損傷者では殿部の皮膚感覚の有無も重要な要素である．感覚がある程度保たれており，褥瘡リスクに関して自己管理が期待できれば，圧分散性よりも，使用者の動きやすさや使いやすさを重視したクッション選択が可能となる．

3．肢体不自由者(脳性麻痺など)のケース

脳性麻痺などによる重度の肢体不自由がある場合，座位保持機能を有する車椅子がよく使用される．麻痺や痙縮によって座位姿勢が崩れ，脊柱に大きな側弯がある場合，それに伴って骨盤の姿勢にも傾きや捻じれが生じていることが多い．より安全で，かつ活動性を引き出せる座位姿勢の構築と保持のため，クッションは非常に重要である．基本的には支持性を重視し，姿勢の変化を確認しながら，パッドなどを用いてより適切な座面を形成する．パッドなどで対応しきれないようであれば，オーダーメイドクッションを検討する．また，骨盤が大きく傾いたり，不随意運動などによって股関節が屈曲したりするような場合，通常，殿部と大腿部で広く分散される荷重が，一方の坐骨結節部など特定部位に集中し，褥瘡リスクが高まることもあるので注意が必要である．

4．高齢者のケース

近年，介護保険領域での車椅子使用が増え，

クッションの使用率も高まっている．褥瘡予防・管理ガイドライン[6]は，高齢者への圧分散性の高いクッションの使用を推奨する．また，いわゆる「ずっこけ座り」などと呼ばれる，殿部が前方に滑っていくケースが問題になることもある．これを抑制するために，アンカーサポートという坐骨結節を支える部分の少し前方を高くして，坐骨結節の前滑りを力学的に抑える壁を有したクッションを用いることがある．ただし，これだけで前滑りを抑止できるわけではないので，ベルトや背座角などのその他の調整機構を，対象者の身体機能とともに検討する必要がある．また，極端なアンカーサポートは立ち上がりなどの使用者の運動意図を阻害し，結果的に身体拘束に繋がる可能性もあるので注意が必要である[7]．

なお，自身で姿勢を変え得る高齢者においては，それほど多機能なクッションは必要ないことが多い．空気室タイプなどの高機能クッションは常に確認と調整が欠かせず，かえって介助者の負担が増すことにも繋がるので，高い圧分散性が必要ない場合には安易な使用を避ける．また，身体形状への適合度の高いクッションは，移乗などにおいて殿部位置をしっかり合わせて座らせる必要があり，それが介助者への負担となることもある．

5．片麻痺者のケース

脳卒中などの後遺症によって半身が麻痺し，歩行が困難なために車椅子を使用するケースがある．特に，片手片足駆動となった場合には，駆動力を得るため，一方の下肢を床面に接地させ，さらに踵を床面に押し付けながら膝関節を屈曲して，引き込むような動作を行う．このとき，クッションの駆動側の大腿支持部を対側に比べて低くしたり，周囲に余裕を持たせたりするなど，動きやすさを重視した調整を行うことがある．また，左右非対称な座位姿勢となることも多く，前述のケースと同様に，それに応じた調整が必要となることもある．

クッションのオーダーメイド

対象者の身体形状に合わせて，個別に成型するクッションもある．これは，採寸，もしくは座位姿勢専用採型器による採型に基づいて製作され，モールド型（式）と呼ばれる（図3）．強度の変形や関節拘縮，圧分散性の不足など，前述のようなクッションでは十分な適合が得られない場合に，このようなクッションが選択肢となり得る．近年，3次元形状計測（3Dスキャン）や3次元造形（3Dモデリング）の急速な技術発展により，対象に合わせた特別な形状も計測・成型しやすい環境となり，現場においても技術導入が進んでいる．

1．クッションのオーダーメイドとその必要性

既製品のクッションでは十分な適合が得られない場合，例えば，片側股関節脱臼や軟部組織の萎縮による顕著な骨突出などに起因する重度の変形があり，特に左右の非対称性が強く，パッドなどで調整可能なクッションでも十分な支持面を確保できないようなケースには，個々の身体形状に合わせて製作するモールド型クッションの適応が検討される．ポジショニングが主目的であることが多いが，骨突出部には除圧効果の高い材料を部分的に用いるなどの配慮がされる．背（体幹部）支持部のモールド型が合わせて検討されることも多い．

2．オーダーメイドクッションのメリット・デメリット

オーダーメイドで製作されたクッション（モールド型）は，対象の身体形状に合わせて作られるため，当然，身体とクッションの接触面の適合性は良好である．これにより，重度の変形などがあっても，姿勢保持や褥瘡リスク軽減，あるいは目的作業の効率向上といった効果が期待できる．しかし，その適合性の高さゆえに，通気性が乏しくて接触面に熱や湿気が籠りやすく，また使用者が身体を動かせる「遊び」も少なくなる．さらに，所定の位置に座る必要があり，移乗させる場合は，既製品に比べて三次元的に起伏が大きく，乗り越える高さが増すことや乗り移った後に適切な

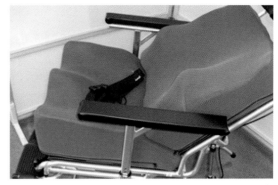

図3．モールド型クッション
（株式会社ケイアイWebサイトより引用）

姿勢に整える必要があるなど，介助者の負担が大きい．さらに，既製品のクッションのように，選定段階でいろいろな形状を試すことが難しく，完成後の接触面の調整が難しいなどのデメリットがある．

以上の点について，選定段階で，十分な検討が必要である．近年，モジュール化の理論や技術も発展しており，クッションに関しても多様なパーツを用いて調整が可能な製品が多く販売されるに至っているため，どちらが適切であるか，対象者や介護者，関係者らとともに，用途を明確にしながら判断する．

クッションの適合評価

適合評価の最も基本的な点は，クッションと身体の接触面における，過度な圧集中の有無の確認である．次に，クッションの使用目的に照らした達成度の確認である．座り心地の改善が目的であれば使用者の主観評価が重要だが，ポジショニングであれば目的姿勢が実現できているかどうか，また，必要とされる時間にわたってその姿勢が維持できるかどうかが重要となる．また，スキンプロテクションであれば，圧分散の程度が重要な指標となる．いずれにおいても，わずかな座位時間では正確な評価は困難であり，その条件での15〜20分間の試用によって判断する必要がある．

1．定性的評価

現場の評価の多くは，定性的なものに留まっている．とはいえ，実際問題として，多忙な現場において適合の程度を大まかに把握するためには，

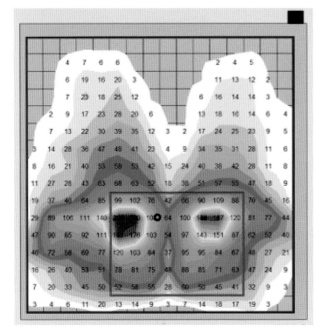

図 4. シート型センサによる接触圧計測
（Vista Medical Ltd. Web サイトより引用）

接触面に手を入れて過度の圧集中の有無を確認し，使用者の使用感を口頭で尋ねていくという方法は妥当である．厳に避けるべきは，それさえも行われないことであり，選択したクッションの実際の使用状況が確認されないことである．

2. 定量的評価（接触圧計測）

近年，比較的低価格な計測機器が登場し，座面の定量的な接触圧計測が頻繁に行われるようになった．これにより，坐骨結節下や仙骨部などへの過度な圧集中の有無や，全体的な圧分散の状況が確認できる．クッションのタイプの違いや，各種の調整による圧分散性の変化を視覚的・定量的に評価できて，選定に有力な手掛かりが得られる．特に，シート型センサは，圧が高い部分（赤色）と低い部分（青色）の視認性が高く（図4），使用者らに対する説明においても有用であるが[8]，比較的高価であって，複雑な形状のクッションは計測が難しいなどの注意点もある[9]．パッド型センサは，部分的な計測に留まるが，くり返し計測することで圧力分布を把握でき，比較的低価格であって使いやすい．

3. 定量的評価（姿勢計測）

クッションの構造や形状によって，骨盤や大腿部，さらには上部体幹の姿勢も変わり得る．特に骨盤の傾きは重要で，元はどのように座っていたのか，選択の結果どう変化したのか，傾斜角度計などを用いて具体的に記録しておくことが望ましい．座位保持装置の国際規格であるISO16840-1[10]では，骨盤の矢状面角度は ASIS（上前腸骨棘）とPSIS（上後腸骨棘）を結んだ直線，同前額面・水平面は左右の両 ASIS を結んだ直線を元に計測する．写真を撮っておくことも当然必要であるが，写す角度によって見え方が変わるため，全体像の他に，カメラのレンズと被写体の高さを合わせて真正面（真横）から撮るなどの配慮も欠かせない．

4. その他の評価

クッションの選択において，目的が重要であることを前述した．最終的には，適合評価においても目的に沿った評価が重要となる．多忙な現場ですべてを行うことは難しいが，例えば，車椅子の操作性や食事などの ADL 動作の効率化，安楽性確保や褥瘡リスク低減など，目的が達成できているかどうか確認すべきである．

クッションの管理

ここまで述べたように，継続的な確認や調整が必要であり，また使用者の身体の機能や形態，活動状況も経時的に変化する．すなわち，クッションは提供して終わりではなく，その後のフォローも欠かせない．特に重要と思われる点を以下に補足する．

1. クッションカバーの重要性

身体とクッションの接触面には，通常，カバーと総称する布状の介在物を挟む．圧分散や姿勢保持にクッション形状が影響することを前述したが，カバーの伸縮性が不十分な場合は，スリングシートによる圧力集中と同じ状況となるため，注意が必要である．

様々な生活動作を車椅子上で行う使用者では，食べこぼしや発汗，失禁などの可能性があり，衛生面からすぐに清掃するだけでなく，防水性を有するカバー素材，もしくはカバー下のクッション

表面に防水処理をすることでクッションを汚すことを防ぐ必要がある．また，時折，オムツシートや自作の上掛けを使う使用者や家族もあるが，伸縮性を十分有しない介在物は，クッションの性能を棄損する．どうしても替えのカバーが必要であれば，専用品を別途購入するべきであり，長期間の使用によって破損，変質したときには，早急に買い替えなければならない．

2．クッションの寿命

クッションに用いられている素材や構造が，その特性を維持できる期間には限界がある．広く用いられている軟質ポリウレタンフォームでは，工場での製造後直後から劣化が始まり，発汗・失禁などの水分付加により加水分解が進む．評価時には適合が得られても，その状況は徐々に崩れていくことを認識する必要がある．クッションの種類や使用状況によって変わるが，少なくとも年に一度は(厳しい条件下ではさらに頻回に)専門家による確認を行い，劣化度合いに応じて修理・交換する．クッションの性能を維持し，安全な使用を担保するため，使用者と介助者などを含むすべての関係者が理解しておく必要がある．

文　献

1) 公益財団法人テクノエイド協会：福祉用具情報システム(TAIS)．〔http://www.techno-aids.or.jp/system/〕
2) The Centers for Medicare & Medicaid Services：Healthcare Common Procedure Coding System.〔https://www.cms.gov/Medicare/Coding/MedHCPCSGenInfo/index.html〕
3) Allman RM：Pressure ulcer prevalence, incidence, risk factors, and impact. *Clin Geriatr Med*, **13**：421-436, 1997.
4) Ferguson-Pell MW：Seat cushion selection. *J Rehabil Res Dev Clin Suppl*, **2**：49-73, 1990.
5) 廣瀬秀行，清宮清美：障害者のシーティング．pp.48-49，三輪書店，2014.
6) 日本褥瘡学会：褥瘡予防・管理ガイドライン(第4版)．褥瘡会誌，**17**(4)：487-557, 2015.
7) 廣瀬秀行，木之瀬　隆：高齢者のシーティング(第2版)．pp.58-61，三輪書店，2014.
8) 廣瀬秀行ほか：脊髄損傷者に対する褥瘡再発予防アプローチの紹介とその結果．褥瘡会誌，**12**(2)：118-125, 2010.
9) 森田智之：シーティングにおける接触圧計測実施時の留意点—ISO16840-9と臨床経験から—．車椅子シーティング研，**2**：35-39, 2017.
10) International Organization for Standardization：ISO16840-1：2006-Vocabulary, reference axis convention and measures for body segments, posture and postural support surfaces.

骨折治療基本手技アトラス

～押さえておきたい 10 のプロジェクト～

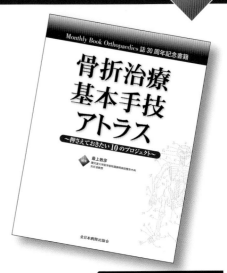

編集：**最上敦彦**　順天堂大学医学部附属静岡病院整形外科 先任准教授

2019 年 4 月発行　変形 A4 判　518 頁
定価（本体価格 15,000 円＋税）

新AO分類を掲載！
500ページを超える大ボリューム
オールカラー！

骨折治療の精鋭が送る、豊富なイラストと写真で
とことん "魅せる" 工夫を凝らした
基本手技書の決定版です！

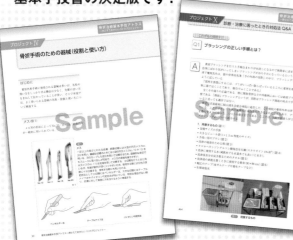

CONTENTS

全日本病院出版会　〒113-0033 東京都文京区本郷 3-16-4　Tel：03-5689-5989
www.zenniti.com　　　　　　　　　　　　　　　　　　　Fax：03-5689-8030

MB Med Reha **No.245**：**63-77**, 2020

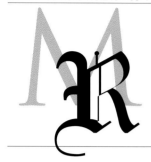

特集／車椅子の処方と患者・家族指導のポイント

自動車への車椅子の車載方法の指導

松尾清美*

Abstract 日本の公共交通機関のバリアフリー化は，近年大きく改善している．しかし，東京オリンピック・パラリンピックを迎える現在でも，未だに都会も地方も不備な点が多い．したがって，車椅子を使用する高齢者や身体障害者が社会生活を楽しみ，納税者となって人生を全うするため，社会参加を促進するためには，自動車を使った移動も重要である．将来は，自動運転システムや自動運転車両も実現する可能性が示唆されているが，実現するまでには未だ多くの時間が必要である．そこでここでは，既存の技術や福祉車両について，福祉車両の選択方法や一般車両の改造方法，工夫などの車両と道具を整理するとともに，車椅子使用者の自動車への乗降と車椅子の車載方法，自動車の運転方法などの使い方について整理し，これから福祉車両を選択し社会参加することを考えている人にわかりやすく具体的に記述した．

Key words 福祉車両（welfare vehicles），車椅子から自動車への移乗方法（how to transfer between wheelchair and car seat），車椅子の車載方法（how to mount a wheelchair on a car），身体障害者の運転装置（driving device for the physically handicapped），自動車の運転席周囲の工夫（devices around the driver's seat of the car）

はじめに

公共交通機関の整備は，健常者が使用する分には素晴らしく進んできた．しかし，足での歩行が難しいため車椅子などの福祉用具を使用している身体障害者や高齢者にとっては，以前に比べて移動できるようになったものの，すべての公共交通機関が利用しやすくなっているとは言い難い状況である．車椅子の筆者が健常者の友人とともに出張すると，健常者が移動する動線とは全く異なったルートで移動することとなり，多くの場合，遠回りしてエレベータを探して移動することになる．また，鉄道を乗り継いで移動するときには，駅の係が到着地に連絡して，下車のためにスロープを準備する手配ができる時間に応じて出発時間が決められるので，1便から2便待つことになる

ことが多いので，健常者が移動する時間よりも多くの時間を要するのである．スムースな移動をするためには，公共交通機関の利用方法や移動ルート，使用できるエレベーターの場所や使用できる時間帯などを事前に調べておく必要がある．

このような状況の中では，道路網が整備されている現在，個人で所持することができる自動車は，個人の状況に合わせて選択でき，改造や調整ができることを考えると，大変便利で有効な移動機器である．ここでは，車椅子を使用する方々の自動車への車椅子の車載方法や運転するための車両の改造方法，福祉車両の選択などについて記述する．

自動車への車載方法

自動車への車載方法については，自力での車載

---

* Kiyomi MATSUO，〒840-0801 佐賀県佐賀市駅前中央 1-7-8 アーサー佐賀駅前ツインステージ 1001 号 合同会社 KT 福祉環境研究所，代表

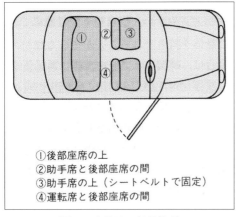

①後部座席の上
②助手席と後部座席の間
③助手席の上（シートベルトで固定）
④運転席と後部座席の間

図 1. 車椅子の収納場所
（文献 1 より）

方法，介助者による座席への移乗と車椅子の積み込み，車椅子に乗ったまま自動車に乗る方法に分けて記述する．

1．自力で移乗し自力で車椅子を載せる方法

自動車内の車椅子の車載場所は，**図1**[1]に示す場所があるが，**図1**の ① や ② に積載する人が多い．また，**図2-a** のように天井の上に積載する装置もあり，年齢や障害のため上肢や肩の力が弱くなった方や上肢の可動域が得られない方など，自力で車椅子を載せられない場合には，運転を断念しないで継続できるので，社会参加を継続することが

できる．天井積載装置を最初に発売した株式会社ミクニライフ＆オートのオートボックスの車椅子積載の流れを**図2-b** に示す．また，運転席の昇降装置と移乗台で運転席への移乗をサポートし，車椅子の収納装置で運転席と後部座席の間に収納させる装置で，移乗動作と同時に車椅子の収納動作をサポートする株式会社ミクニライフ＆オートのウェルライドを示す（**図3**）．車椅子を載せる位置は，**図1**の ④ の位置である．この装置を使うことで，乗降動作と車椅子の収納動作を自立でき，社会参加を促進させることができる．

自力で車椅子を載せる方法としては，胸・腰髄損傷者のような両上肢が健常な方と C6～C8 レベル頚髄損者のように上肢機能に障害がある場合で，車椅子から自動車の運転席への移乗動作や車椅子を積載するために準備する道具と指導方法が異なる．以下に，準備する道具と指導方法を示す．

1）下肢には障害があるが，両上肢が健常な方の移乗方法と車椅子の車載方法

上肢に力のある人の動作は，車椅子から自動車の座席に両上肢の力で移乗後，車椅子のブレーキを外し，車椅子の前輪を自動車のシート横に乗せた後に自動車のリクライニングを倒して，車椅子の前輪を持ち上げ，後輪を回して腹部の上を転が

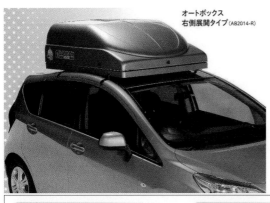

オートボックス
右側展開タイプ（AB2014-R）

a / b

図 2.
a：オートボックスの斜め前方
b：オートボックスでの車載の流れ
（株式会社ミクニライフ＆オートより）

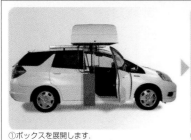

①ボックスを展開します．
②スライド式カーゴを一番下まで降ろします．

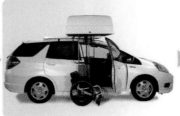

③車椅子の座面部に取り付けたベルトに
　吊り上げフックを掛けます．
④車椅子を吊り上げます．

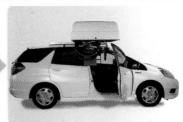

⑤車椅子が収納された後，ボックスを格納します．

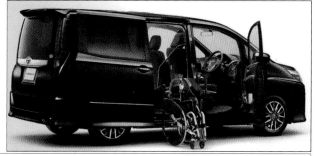

図 3.
a：ウェルライド
b：ウェルライドの操作の
　流れ
（株式会社ミクニライフ＆
オート）

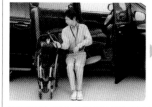 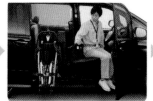 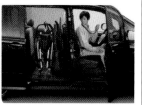

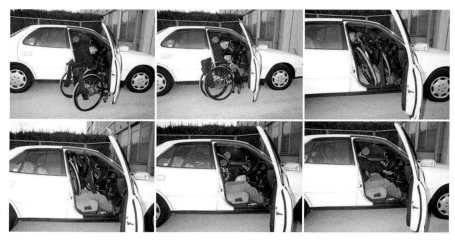

図 4. 車椅子への移乗と積み込み

（文献 1 より）

し，後部座席に移動させて乗せるという流れである．上肢が健常な場合は，上腕や手首，握力などを活用し，腹部の上で車輪を回して転がす方法を伝達することで，後部座席へ積載することが可能である．これらの動作の流れを**図4**に示す．

**2）下肢に加え上肢機能にも障害がある場合の
　移乗方法と車椅子の車載方法**

　移乗動作と積載の流れは**図4**と同様である．しかし，上肢にも障害があるため，移乗動作を容易にするため，車椅子のクッションと自動車の座席間の隙間をなくすための移乗台を設置する．また，手で車椅子のフレームを把持して持ち上げることができない場合は，手首で持ち上げられるように，手首まで入るような輪っかをフレームに取り付けるなどの工夫を加えると自立できる方も多

い．筆者が総合せき損センター医用工学研究室に勤務していたときに行った自動車への移乗動作と車椅子の積載動作の訓練方法を構築するための動作・時間研究を以下に紹介する．

　動作分析を行うための準備として，リハビリテーション診療科で行われていた自動車移乗と車椅子の車載訓練を3か月間にわたって観察した．この間に，訓練中にバランスを崩したときの怪我の防止方法や移乗動作に必要な車椅子などの改善や工夫，移乗台などの機器具の工夫などについて記録を取りながら検討した．その後，5か月間にわたって，4名の被験者の観察と動作・時間研究を行った．**図5**に，被験者の移乗動作と車椅子積載訓練の測定と時間的な流れを示す．観察期間中は，移乗動作と車椅子の積み降ろし動作を次の4

車椅子乗せ込み動作の指標（ ― ：所要時間5分の指標， -･･･ ：測定時間）→時間短縮項目を見つけるため

	No	動作項目	秒
自動車への移乗と車椅子の積み込み	1	ドア開け	4
	2	車椅子を乗り込み位置にｾｯﾄ	16
	3	移乗台を車椅子にセット	18
	4	足乗せ(左足のみ)	8
	5	胸ベルトの取り外し	4
	6	腰出しとひねり	16
	7	起き上がり	4
	8	移乗動作：ボード上まで	12
	9	：シートまで	30
	10	：右足を入れる	16
	11	：殿部の位置決め	20
	12	：足の位置決め	4
	13	キーのさし込み	20
	14	移乗台を外し助手席へ移す	8
	15	マットを外し助手席へ移す	10
	16	車椅子をたたむ	26
	17	右ブレーキを外す	14
	18	ｼｰﾄの位置決め，ｷｬｽﾀｰ乗せ	10
	19	車椅子の積み込み：腹部まで	24
	20	：手の持ち替え	10
	21	：後部ｼｰﾄまで	12
	22	シートを起こす	6
	23	ドア閉め	8
車椅子降ろしと車椅子への移乗	1	ドア開け	4
	2	運転席背もたれの位置決め	6
	3	車椅子を腹部まで移動	18
	4	車椅子を腹部からGLへ	20
	5	ブレーキをかける	18
	6	背もたれの角度調節	6
	7	車椅子を開く	26
	8	移乗位置へ車椅子を移動	8
	9	車椅子固定具をセット	26
	10	クッションをシートへ	18
	11	移乗台を車椅子にセット	22
	12	移乗：移乗台の上まで	26
	13	：車椅子上まで	24
	14	足をステップに乗せる	12
	15	胸ベルトを付ける	6
	16	移乗台を外す	12
	17	車椅子固定具を外す	18
	18	ブレーキを解除し移動する	14
	19	ドアを閉める	12

図 6. 被験者①の短縮すべき動作項目と時間

（文献 1 より）

日付 ＼ 被検者／残存レベル	No.1 男性 32才 左右共 C6BII	No.2 男性 22才 右 C6A，左 C6BII	No.3 男性 19才 左右共 C6BII	No.4 女性 40才 左右共 C8A
9月 10日	観察の開始 週1～2回ペース	ベッド上寝返り 起き上がり訓練	ベッド上寝返り	
20日	移乗時の転落や 転倒での怪我の	車椅子とベッド 間の移乗訓練	起き上がり訓練 車椅子とベッド	ベッド上寝返り 起き上がり訓練
30日	防止方法 改善内容の検討	車椅子とﾄｲﾚｯﾀﾌﾞ ﾙ間の移乗訓練	間の移乗訓練 車椅子とﾄｲﾚｯﾀﾌﾞ	車椅子とベッド 間の移乗訓練
10月 10日	自動車への慣れ 自信を持たせる	と排泄訓練 ﾌﾟｯｼｭｱｯﾌﾟ訓練	ﾙ間の移乗訓練 と排泄訓練	車椅子とﾄｲﾚｯﾀﾌﾞ ﾙ間の移乗訓練
20日	車種の選定	筋力増強訓練	ﾌﾟｯｼｭｱｯﾌﾟ訓練 筋力増強訓練	と排泄訓練 ﾌﾟｯｼｭｱｯﾌﾟ訓練
30日	車椅子の改造 動作毎の練習等			筋力増強訓練
11月 10日	車種の決定			
20日	ｽﾃｱﾘﾝｸﾞ旋回具の 製作発注	被検者①の訓練		
30日	週3～4回ペース	状況の見学	被検者①の訓練	
12月 10日	自動車の改造	移乗訓練用自動 車の手配(4ドア)	状況の見学	被検者①，②の 訓練状況の見学
20日	週3～4回ペース 第1回目の試験	シートの高さ 移乗台の製作	移乗動作に必要 な器具の準備	移乗動作に必要
30日	訓練内容の修正 と弱点部分練習	ｽﾃｱﾘﾝｸﾞﾉﾌﾞ製作 車椅子の製作		な器具の準備
1月 10日	動作の大分類	練習開始 週3回のペース	被検者②の訓練 状況の見学	
20日	動作項目の小分 類および時間の	被検者①の動作項 目を使用して練習	週2回のペース 移乗動作のみ(4ドア)	
30日	測定と部分練習 第2回目の試験	動作項目の修正 と所要時間測定	被検者①の動作項 目を使用して練習	被検者③の訓練 状況の見学
2月 10日	免許取得・退院	車椅子の積み降 ろしを含めたす	動作項目の修正 と所要時間測定	週1回のペース 移乗動作のみ(4ドア)
20日		べての動作開始 (毎日行う)	車椅子の積み降 ろし開始(毎日	車椅子積み込み
30日	自動車の全ての		行う)	方法の検討
3月 10日	改造UP (4ドア，電動	2ドアの自動車 での訓練開始	2ドアの自動車 での訓練開始	動作項目の修正 と所要時間測定
20日	シート，4点 シートベルト	移乗動作の所要	自分の車椅子で	週3回のペース 第1回目の試験
30日	ﾊﾟﾜｰｳｨﾝﾄﾞｳ など)	時間の測定を繰 り返す	の移乗動作と積 み降ろし練習の	自動車の改造お よび今後の予定
4月 10日		自分の車椅子で	開始	打ち合わせ 自動車の改造
20日		の移乗動作と積 み降ろし練習の		時間測定と移乗 積降し方法改善
30日		開始	移乗動作と積み	移乗動作記録 第2回目の試験
5月 10日			降ろし訓練記録	免許取得

図 5. 移乗動作訓練と測定の時間的流れ

（文献 1 より）

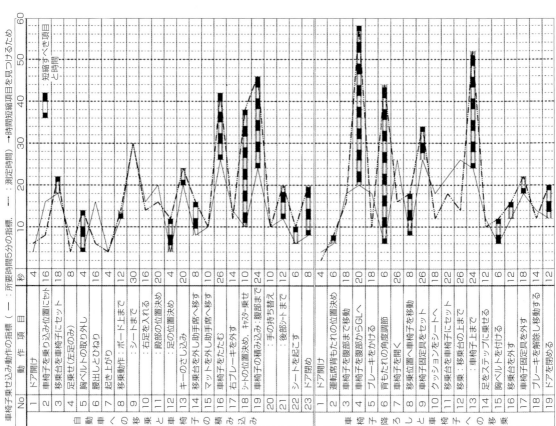

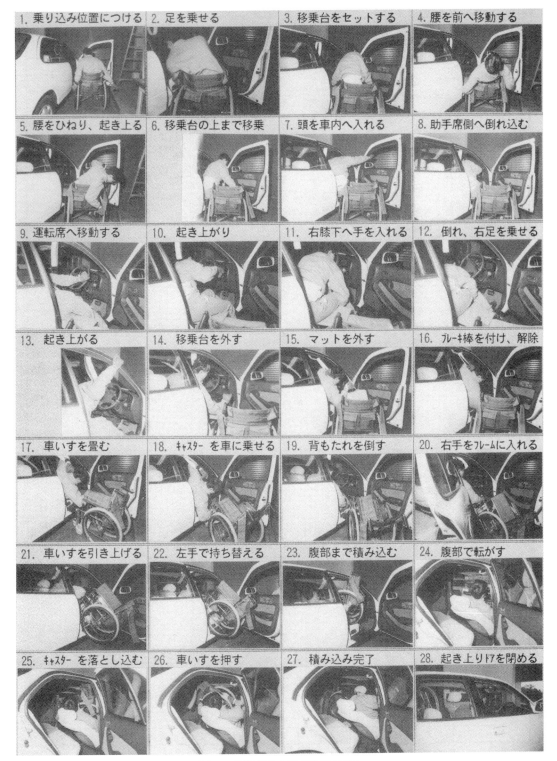

1. 乗り込み位置につける	2. 足を乗せる	3. 移乗台をセットする	4. 腰を前へ移動する
5. 腰をひねり、起き上る	6. 移乗台の上まで移乗	7. 頭を車内へ入れる	8. 助手席側へ倒れ込む
9. 運転席へ移動する	10. 起き上がり	11. 右膝下へ手を入れる	12. 倒れ、右足を乗せる
13. 起き上がる	14. 移乗台を外す	15. マットを外す	16. ブレーキ棒を付け、解除
17. 車いすを畳む	18. キャスターを車に乗せる	19. 背もたれを倒す	20. 右手をフレームに入れる
21. 車いすを引き上げる	22. 左手で持ち替える	23. 腹部まで積み込む	24. 腹部で転がす
25. キャスターを落とし込む	26. 車いすを押す	27. 積み込み完了	28. 起き上りドアを閉める

図 7. 被験者①の移乗動作の流れ

（文献 1 より）

つに分けて，個々の被験者に適した移乗方法と車椅子の積み降ろし方法を探す時間でもあった．

a．車椅子から運転席への移乗動作，b．運転席から車椅子への移乗動作，c．車椅子の折りたたみと積み込み動作，d．後部シートから車椅子を下し車椅子を開いて移乗できる状態にする動作．

aとb，そしてcとdは，それぞれ一対の動作であるから，訓練が進み，移乗動作に手や頭部な

図8　被験者①の記録用紙と記入結果　（文献1より）

氏名：■　　自動車：トヨタ カムリ

		No	平成4年 1月25日 所要時間	Sec	備考	平成4年 1月26日 所要時間	Sec	備考
自動車への移乗と車椅子積み込み	ドア開け	1	：04	4		：04	4	
	車椅子を乗り込み位置にセット	2	：12	8	ブレーキ弱い	：11	7	ブレーキ落ちる
	移乗台を車椅子にセット	3	：34	22	2度行う	：30	19	
	胸ベルトの取り外し	4	：55	5		：34	4	
	足乗せ（左足のみ）	5	：50	16		：50	16	
	腰出しとひねり	6	1：16	76		1：07	17	
	起き上がり	7	：20	4		：11	4	
	移乗動作：ボード上まで	8	：35	15		：23	12	
	：シートまで	9	：50	15	助手席側に倒れる	：36	13	助手席に倒れる
	：右足を入れる	10	2：04	14		2：01	25	
	：殿部の位置決め	11	：20	16		：09	8	
	：足の位置決め	12	：26	6				
	キーのさし込み	13	：--	--	ホルダーを付ける	2：28	19	
	移乗台を外し助手席へ移す	14	：50	24	ブレーキ外れ3：18S 椅子移動3：29S	：45	17	
	マットを外し助手席へ移す	15	3：02	12		：59	14	
	車椅子をたたむ	16	：40	38		3：37	14	
	右ブレーキを外す	17	：--	--		：23	24	
	運転席背もたれの位置決め	18	3：58	18	電動パワーシート	：50	13	電動パワーシート
	車椅子の積み込み：キャスター乗せ	19	4：00	2	左手、スリング	：57	7	左手、スリング
	：腹部まで	20	：35	35		4：23	26	
	：後部シートまで	21	5：07	32		：48	25	
	乗り込み終了	22	：--	--				
	ドア閉め	23	5：16	9		5：02	14	
車椅子降ろしと車椅子への移乗	ドア開け	1	：03	3		：03	3	最初からセットしておく
	運転席背もたれの位置決め	2	：--	--	電動パワーシート	：47	44	
	車椅子を腹部まで移動	3	：47	44		1：11	24	
	車椅子を腹部からじくへ	4	1：29	42		2：23	60	
	ブレーキをかける	5	2：45	60				
	背もたれの角度調節	6	：--	--		1：23	12	
	背もたれを開く	7	1：45	16				
	移乗位置へ車椅子を移動	8	：--	--		4：08	105	
	車椅子固定具をセット	9	3：38	53		：30	22	
	クッションシート	10	4：25	47	ベルクロのからみ	：55	25	
	移乗台を車椅子にセット	11	：56	31		5：25	30	
	移乗：移乗台の上まで	12	5：18	22		：36	11	
	：車椅子上まで	13	：33	15		：49	13	
	足ステップに乗せる	14	：50	17		6：01	12	
	胸ベルトを付ける	15	6：08	18	→起き上がり	：37	36	
	移乗台を外す	16	：31	23		：43	6	
	車椅子固定具を外す	17	：37	6		：47	4	ブレーキフックを付ける
	ブレーキを解除する	18	：51	14	ブレーキフックを付ける	7：03	16	
	ドアを閉める	19	7：04	13				

図9　被験者①の動作・時間分析結果　（文献1より）

氏名：■　　残存レベル・C6BⅡ

		No	所要時間	Sec	使用機器他	右手	左手	頭部
自動車への移乗と車椅子積み込み	ドア開け	1	：04	4	指をひっかける	右肘を右押手にロックし、左手で開ける		
	車椅子を乗り込み位置にセット	2	：12	8	ブレーキ弱い	胸ベルトにもたれ前傾し両手でセット		
	移乗台を車椅子にセット	3	：34	22	移乗台乗せ	背もたれにもたれにてセット		
	胸ベルトの取り外し	4	：39	5	→再度台乗せ	右肘を右押手にロック、左手でとれる		
	足乗せ（左足のみ）	5	：55	16		車椅子上で頭部を後方に倒し懸念		ドアを二頭部で引きつけ起きる
	起き上がり	6	1：16	21	転倒の恐怖を除去			
	移乗動作：ボード上まで	7	：20	4				
	：シートまで	8	：35	15	移乗台	アームレスト	移乗台上	ドアアーム
	：右足を入れる	9	：50	15	助手席側に倒れ込む形で移乗	ステアリング	運転席	助手席側
	：殿部の位置決め	10	2：04	14	座り直し	右膝の下	移乗台上	ステアリング
	：足の位置決め	11	：20	16	床に紙を敷き足を滑らかくする	移乗台上		運転席
	キーのさし込み	12	：26	6	キーホルダー	膝の下	膝の下	運転席
	移乗台を外し助手席へ移す	13	：--	--		頭部をステアリングにもたせ、両手で行う		
	マットを外し助手席へ移す	14	：50	24	ブレーキ外れ3：18S 椅子移動3：29S	移乗台上		
	車椅子をたたむ	15	3：02	12	マットを付ける			
	右ブレーキを外す	16	：40	38	ブレーキフックを付ける	左肘を専用具にかけ右手で折り置く		
	運転席背もたれの位置決め	17	：--	--				
	車椅子の積み込み：キャスター乗せ	18	3：58	18	電動パワーシート	左腕を専用紐にかけ、右手で外す		
	：腹部まで	19	4：00	2	車椅子の組に紐でつけ付ける	シートにもたれ紐を右手で操作		
	：後部シートまで	20	：35	35				
	乗り込み終了	21	5：07	32	助手席後部に入れる方法もある			
	ドア閉め	22	：--	--				
		23	5：16	9	ドアノブにフックを付ける	ドアのフック	専用フック	
車椅子降ろしと車椅子への移乗	ドア開け	1	：03	3	電動パワーシート	シートスイッチ		
	運転席背もたれの位置決め	2	：--	--				
	車椅子を腹部まで移動	3	：47	44		タイヤを回す	車椅子アーム	ヘッドレスト
	車椅子を腹部からじくへ	4	1：29	42		タイヤを回す	車椅子の組	ヘッドレスト
	ブレーキをかける	5	2：45	60	シートの位置決め タイヤにからんだ	ブレーキ		
	背もたれの角度調節	6	：--	--		シートスイッチ		
	背もたれを開く	7	1：45	16		車椅子シート	専用フック	
	移乗位置へ車椅子を移動	8	：--	--		車椅子アーム	専用フック	
	車椅子固定具をセット	9	3：38	53	固定用紐		固定用紐	
	クッションシートをセット	10	4：25	47	ベルクロが絡みやすい	マットの下	移乗台上	
	移乗台を車椅子にセット	11	：56	31	移乗台	タイヤの下	車椅子の組	ヘッドレスト
	移乗：移乗台の上まで	12	5：18	22	移乗台の表面は柔らかく滑りやすくする	タイヤの下	シート	移乗台
	：車椅子上まで	13	：33	15		ド、車椅子：移乗台		
	足ステップに乗せる	14	：50	17		ドアのフック	専用フック	
	胸ベルトを付ける	15	6：08	18			専用フック	
	移乗台を外す	16	：31	23		胸ベルトにもたれ前傾し両手で外す		
	車椅子固定具を外す	17	：37	6	ブレーキの棒に通す 多方法を採用	胸ベルトにもたれ前傾し左手で外す		
	ブレーキを解除する	18	：51	14	ブレーキフックを外す	背もたれにもたれ右手でロック		
	ドアを閉める	19	7：04	13		車椅子のブレーキをロックしてドアを閉める		

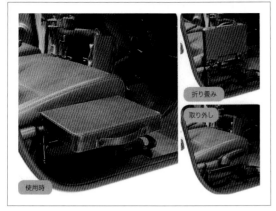

図 10. 移乗台(サイドサポート)
(株式会社ミクニライフ＆オート)

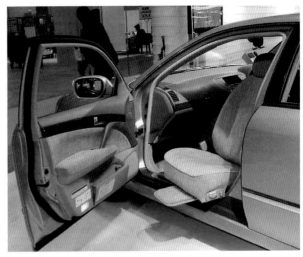

図 11. 助手席回転シート

どの支点の位置がほぼ決定した時点で，被験者の疲労度や体力を配慮して連続動作として行うようにした．次の段階では，次の2つの動作について観察し記録をとった．

e. 前述のa～dの動作を連続して行う動作, f. ステアリングを回す動作とその動作に付随する運転席シートの角度調節やシートベルトの着脱などの動作．

被験者①は，4か月目に入ったところで，a～fの動作を円滑に行えるようになったため，臨時適性検査を受けに行った．その結果，移乗動作と車椅子の積み込みと降ろしをすべて自立して行ったが時間は10分を越えてしまったため，5分以内でこれらの動作を終了するように指導を受けて帰ってきた．本人は，失望よりも5分で動作を終了さ

せるという新たな目標が見つかり，その後の訓練により熱心に取り組むようになった．そこで，筆者らは動作・時間分析にも力を入れて改善していった．その結果を図6の短縮すべき動作項目と時間，図7の被験者①の移乗動作の流れ，図8の記録用紙の記入例，図9の動作・時間分析結果などに示す．これらの結果，移乗動作と車椅子積載方法が決まり，記録結果が一目瞭然となったことで，個々の動作項目別に短時間で行える方法を見出していった．そして，2回目の臨時適性検査では，審査官の前で4分15秒という時間で完了し，「中型車，準中型車と普通車はAT車でアクセル・ブレーキは手動式に限る」という条件付き免許を取得することができた．他の被験者については，被験者①の訓練状況を見学する期間を設け，移

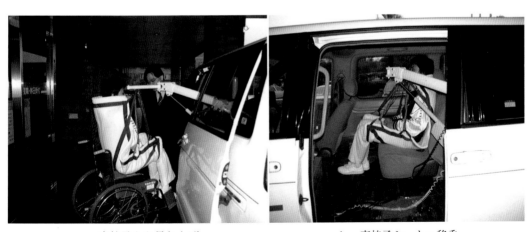

a．車椅子から吊り上げ　　　　　　　　b．車椅子シートへ移乗

図 12.

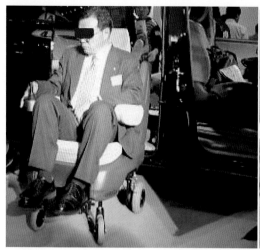
a．運転席や助手席が車椅子

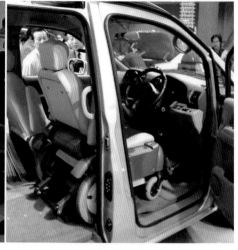
b．運転席が車椅子

図 13.

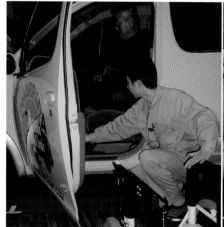
a．助手席を回転させる

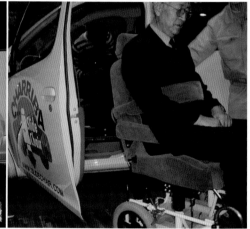
b．車椅子として移動

図 14.

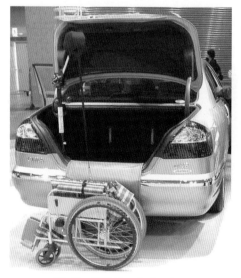
図 15. 車椅子のみリフト 1

乗動作の訓練開始時には，被験者 ① の動作項目を使用して各動作の所要時間を記録した．

　動作方法や順序などが異なる場合は，項目や分類を変えて，個々の記録用紙を作成して所要時間の記録を行った．随時ビデオ記録も行い，動作・時間分析を行うとともに移乗台や積載用の道具の開発や工夫を行って進めた．その結果，これらの被験者は全員，免許を取得することができた．移乗台については，近年，自動車の座席横に，折り畳み式の移乗補助装置(**図 10**)が市販されており，四肢に障害のある方や高齢となって上肢機能が低下した方々の移乗の補助として多く使用されている．

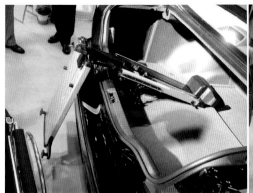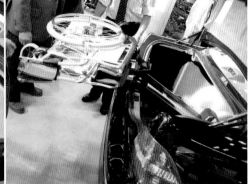

a|b
図 16. 車椅子搭載

2．介助者による座席への移乗と車椅子の積み込み

　ここでは，車椅子を使用する障害者や高齢者を介助によって自動車の運転席や助手席，あるいは後部座席に移乗させ，その後，介助者が車椅子を自動車に載せる方法である．

　自動車の座席シートへ乗降して自動車に乗ることは，車椅子に座った状態で自動車に乗るより，揺れや振動が少なく，窓からの視界が広く，衝突時の安全性が高いと考えている．以下に，乗降方法で分類し記述する．

1）自動車シートが回転あるいは車外に出て車椅子から移乗させる方法

　助手席や後部座席がドア側に回転するタイプや，車外にせり出し昇降するタイプなどがある（**図 11**）．車椅子と自動車シート間の移乗時に，トランスファーボードなどの移乗補助用具を利用すると自立移乗が可能となったり，介助の場合でも簡便となり省力化される．

　回転機能のみのシートの場合は，車椅子のアプローチ角度や高さが限定されるため，車椅子によっては移乗が難しい場合がある．ドアの開口角度や広さとシート位置を確認し，自立方法や介助方法を決めることが大切．

2）吊り上げ式リフトで昇降する方法

　ワンボックスカーの側方ドアの内側に吊り上げ式リフトを設置（**図 12**）するもので，側方ドアの形状や開口部の広さや天井の高さなどが設置や使用において影響するので，取り付けられる車種は限定される．また，体格や身体機能に適した吊具の

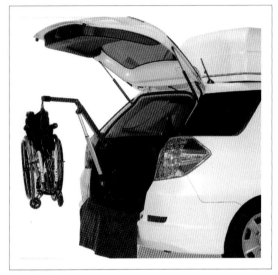

図 17. ウィンチェア

選択が重要である．

3）自動車のシートがそのまま車椅子のシートになるもの

　自動車のシート部分がそのまま車椅子になるものと（**図 13**），自動車シートが別体の車椅子ベースと合体することで，車椅子として利用できるものがある（**図 14**）．しかし，これらは，介護者にとっては負担が軽いが，利用者の身体寸法や機能に合わせてシート形状や大きさが作られていないので，車椅子として連続使用すると身体への負担は大きい．

4）車椅子の積み込み方法

　この方法では，被介助者を自動車へ移乗介助した後に，車椅子を自動車へ積み込むことになる．介助者の力で自動車のトランクや後部座席などに乗せることもできるかもしれないが，人力で車載

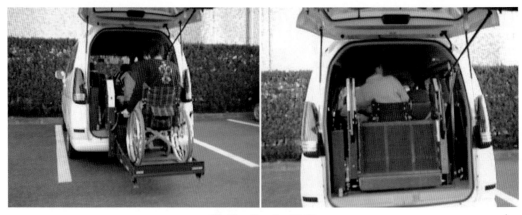

図 18. リフトで乗車　　　　　　　　　　　　　　　　　　　a｜b
b：2台目の乗車

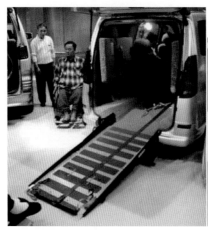
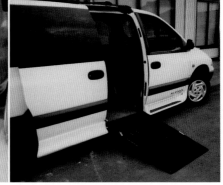

a．スロープを後部に設置し乗降する.　　　　　b．サイドスロープ
図 19.

することは，介助者の腰などへの負担を考えると，薦めることはできない.**図15**や**図16**，**図17**のような積載用のリフトが市販されている.

3．車椅子に乗ったまま自動車に乗る方法

車椅子に座ったまま段差解消リフトやスロープで車内へ乗降する方法は，介助負担は軽い.しかし，車椅子シートは自動車のシートに比べて，重心位置が高くかつ剛性が小さいので，揺れが大きく，車外の風景を見ることが難しい.そのため，長時間の移動では車椅子使用者の身体的負担は大きい.長距離の移動では，適度な休憩や体の保持をしっかり行うなどの工夫が必要である.車椅子に乗ったまま自動車に乗る方法としては，前述の**図13**のように運転席に移動して運転する方法もあるが，自動車を運転しない人の場合は，ワンボックスカーの後部座席を外して，介助で車椅子

のまま搭乗し，固定具で車椅子を固定して，振動や急ブレーキに耐えられるようにして安全に移動する方法がある.2台まで載せることが可能なものもある.

1）段差解消リフトを装着した自動車で乗降する方法

段差解消リフト装備車を選択するときは，車椅子座位の頭頂点高さが，自動車乗り込み口の高さや車内の天井高さより低いことを確認することが大切である.もし，頭部が高い場合は，リクライニングやティルト機構を持つ車椅子でなければ介助者も本人も負担が大きく使用に耐えない.日本では，ワンボックスカーの後部ハッチを上げて，段差解消リフトで乗車する（**図18**）ことが多いが，西洋諸国では自動車の横のドアを開けて乗降する自動車が多い.

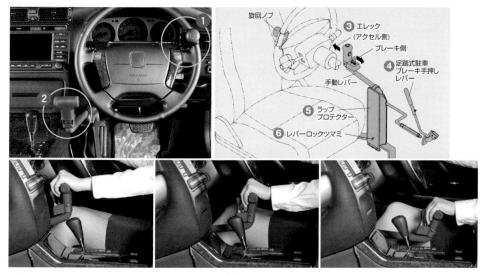

$\dfrac{a\,|\,b}{c}$

図 20.

a：AP ドライブ　デラックスタイプ
b：手動装置の説明図（株式会社ミクニライフ＆オート）
c：AP ドライブのアクセルとブレーキ操作

$\dfrac{a\,|\,c}{b}$

図 21.

a：頚髄損傷用の手動装置
b：手動装置と周囲の装置
c：ハンドルに手を固定する装置

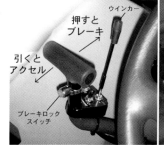

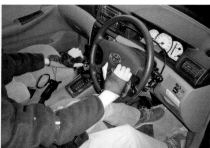

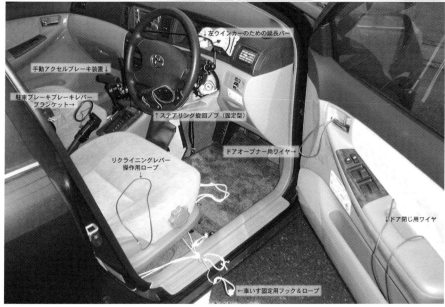

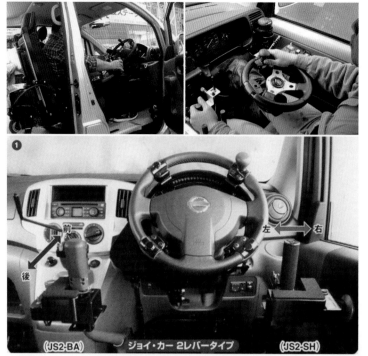

$$\begin{array}{c|c} a & c \\ \hline b \end{array}$$

図 22.
a：電動車椅子で運転席へ移動
b：ジョイスティックでステアリングと
　アクセル・ブレーキを操作
c：小径のステアリング

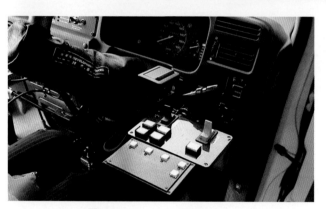

図 23. コントロールボックス

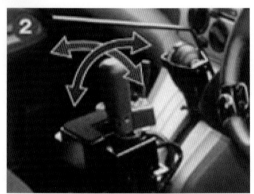

図 24. ジョイ・カー　1レバータイプ

2）スロープを設置して車椅子を乗降させる方法

　車内やスロープ幅より大きい車椅子では使用できないので，最初に確認することが大切である．車内の床面から地上までの高低差をなるべく低くするために，ノンステップバスと同様にスロープを設置する側の高さが低くなるサスペンション（ニーリング装置）が設置されているものもある．利用する車椅子が，電動か手動か，自立移乗か介助移乗かなどを考慮して，スロープの昇降方法を考えなければならない．**図 19-a** に示すように後部ハッチを上げて，スロープを設置して乗降する方法である．近年では，ウィンチで車椅子を引き上げ，車椅子の固定方法も考慮されており，ス

ロープ昇降中に手を離しても車椅子が停車する安全装置が付いているものも販売されている．海外では，前述の段差解消リフトと同様に，自動車の側面のスライドドアを上げたところからスロープを出して乗降する方法が多い．ニーリングしてスロープが歩道に設置されると，スロープ角度が緩やかになり，乗降が容易になる．

自動車運転のための車両の改造

　身体の機能別に運転補助装置を紹介する．運転補助装置を装着した自動車は，健常者が足と手を使って従来の運転操作で運転できるようになっていることを知っておくべきである．

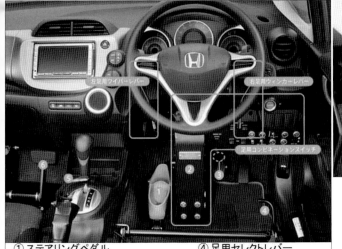

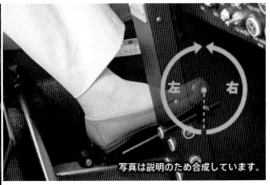

① ステアリングペダル
② ステアリングボックス
③ ブレーキロックボタン
④ 足用セレクトレバー
⑤ ヒザ用サイドブレーキ
⑥ 教習用補助ブレーキ

ブレーキペダルを踏みながら「ブレーキロックボタン」を押すと、ブレーキがロックされ、再びブレーキペダルを踏むと解除になります。セレクトレバーの操作を安心して行えます。

免許取得までの教習に必要な装置です。免許取得後は、販売会社にて取り外します。

図 25.
a：フランツシステムの説明
b：フランツシステムのステアリング方法

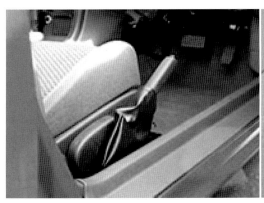

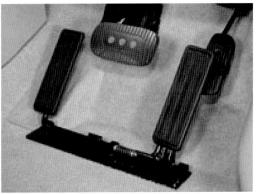

a．駐車ブレーキの移動　　　　　　b．左足用アクセル

図 26.

1．両上肢だけで自動車を運転するための手動装置（図 20-a）

胸・腰髄損傷者や両下肢切断者，二分脊椎などで両下肢に麻痺や障害，あるいは切断した障害者で，両下肢を使ってアクセルやブレーキを操作できなくても，両上肢と手指が使用できる方は，この装置をオートマチック車に装着すれば運転することができる（図 20-b）．操作は，手動装置を手前に引くとアクセルで，押すとブレーキになるものが多い（図 20-c）．また，バイクのスロットルのように回すものや海外ではレバーを下に下げてアクセル，押してブレーキ操作をするものなどがある．ハンドルは，もう一方の手で旋回して操舵するのである．この手動装置には，方向指示器やハ

ザードランプ，ホーンなどのスイッチが付いており，指で操作することになる．米国などの先進国では，レンタカー会社に予約するとき手動装置を装着するリクエストも受け付けてくれるようになっており，費用は一般と同じである．また，足元のアクセルとブレーキにリンク機構を持った簡易装置を装着して運転する人もいる．

2．両下肢に加え上肢にも障害があるが肩や肘を動かせる方の手動装置（図 21-a）

両下肢が動かない方で，かつ上肢の手指が動かなくても，背もたれにもたれて座れ，肩から手首まで任意に動かすことができれば，アクセルとブレーキを手首で操作できる T 字型の手動装置を使うと運転が可能となる．このとき，方向指示器

や前照灯の上げ下げ操作は，手動装置の前方についているレバーで操作する方法と自動車の方向指示器を手動装置側に延長バーで延ばして行う方法がある．その他の操作装置についても図21-bの中に記載した．手でハンドルを把持できない場合は，ハンドルに手を固定するホルダーが開発されている（図21-c）．車椅子と自動車のシート間の隙間と段差を少なくするための台については図10に記載している．移乗が終了したら跳ね上げて，運転中のサイドサポートになる．また，体幹の安定をはかり運転中の安全を確保するため，シートベルトとは別に胸ベルトなどで体幹を保持することもある．

3．四肢の力が弱いあるいは短いため，前述の運転補助装置では操作できない場合の装置

この装置の使用者は，電動車椅子使用者である．したがって，リフトで自動車に乗り込み，運転席に電動車椅子のまま移動して固定して運転することになる（図22-a）．アクセルとブレーキ操作とハンドル操作などの運転に必要な操作力を電気的に増幅し，制御して補助するサーボシステムがある．上肢の可動域が狭く操作力が小さい場合は，体幹をベルトなどでしっかりサポートしたうえで，狭い可動域内での小さな力で右側のレバーを左右に倒してステアリングを旋回させ，左側のジョイスティックレバーを押してブレーキ，引いてアクセル操作するもの（図22-bの右）や小径のステアリングを旋回させて運転するもの（図22-cの右手）がある．シフトチェンジや駐車ブレーキ，ウインカーやライト，ワイパーなどを集中コントロールするスイッチボックス（図23）は，個々の身体機能や動作に合わせて装備する．そのため，改造に多くの時間と費用が必要となる．

四肢のうち一肢でも任意に動かすことができれば運転操作が可能となった（図24）．これは，ジョイスティックレバーだけで運転するもので，レバーを手前に引いてアクセル，前方に押してブレーキとなり，左右に倒せばハンドルがその方向に旋回するので運転することができる．

4．両下肢のみで運転するための装置

両上肢に麻痺や障害がある場合，あるいは両上肢がない場合は，両下肢のみで運転することができるフランツシステム（図25-a）がある．これは，ステアリングの旋回やシフトチェンジを片方の足で行い，他方の足でアクセル・ブレーキ操作などを行う（図25-b）もので，方向指示器・前照灯などの運転に必要な操作をすべて足だけで行う運転補助システムである．現在，国内では本田技研工業株式会社のみが扱っており，障害の状況や身体寸法などに適合するように，各種スイッチやレバーの位置などを本人に合わせて調整し，運転できるように支援してくれる．

5．片手片足で運転する装置

脳血管障害や頭部外傷などで片麻痺となった場合，左麻痺者では認知の問題や麻痺などがあっても安全の確認や運転操作に問題がなければ，右手と右足で右ハンドルのオートマチック車であれば改造せずに運転することができるが，サイドブレーキを右側へ移設するなどの改造もできる（図26-a）．右麻痺者では，左ハンドル車であれば改造せずに運転できるが，右ハンドル車ではアクセルの位置をブレーキの左側に移設する改造などが必要となる（図26-b）．健常者が運転するときには，左足用アクセルを簡単に外すことができる．

福祉車両の選択のために必要な情報

福祉車両の選択を支援するためには，様々な情報を入手して支援しなければならない．その情報とはどのような情報かについて以下に記述する．① どのような福祉車両が市販されているか，② どのような改造装置があるか，③ 相談者の身体機能で探されている福祉車両として必要な改造装置や機器は何か，④ 入手するのに必要な金額はいくらか，⑤ 公的資金や援助は受けられるか，⑥ 福祉車両を入手してどのような生活を実現するのか，⑦ 運転するのか介助者の運転か，⑧ その他．これらの情報を整理して，相談者の福祉車両を入手した後の生活を考慮して，安全で安心して，移

動できる福祉車両を選択する支援が求められている．この原稿をまとめるにあたって，これらの情報のことを考慮して記述した．

おわりに

公共交通機関のバリアフリー化は，以前に比べ大きく改善してきた．しかし，東京オリンピックパラリンピックを迎える2020年現在でも，まだまだ不備な点が多い．このような現状では，車椅子を使用する高齢者や重度身体障害者が社会参加するためには，未だに自動車を使った移動が中心とならざるを得ない．そこで，車椅子使用者の自動車への乗降と車椅子の車載方法，自動車の改造方法について整理し記述した．将来は，衛星の位置情報の精度の高度化や様々なセンサーの開発，自動運転支援システムや道路設備の発達などで，自動運転車両も実現する可能性が示唆されているが，まだまだ実現するまでには時間がかかるとともに，我々一般市民が入手できる価格になるまでは，ここで示した既存の技術や福祉車両を駆使して，福祉車両の選択や一般車両の改造と工夫を通して，車椅子使用者の社会参加の支援をしていきたいと考えている．この原稿が福祉車両を必要と

する方々の一助になれば幸いである．

文　献

1) 松尾清美ほか：頸髄損傷者の自動車移乗動作の研究—身体障害者の生活環境系の設計研究—，総合せき損センター医用工学研究室報告書，pp. 21-64, 1992.
2) 松尾清美：移動関連機器．寺山久美子ほか(編)，テクニカルエイド—選び方・使い方—，pp. 80-95，三輪書店，1994.
3) 市川　洌ほか：福祉用具解説書 移動機器偏，財団法人テクノエイド協会，1998.
4) 松尾清美ほか：車いすの選び方・使い方，日本リハビリテーション工学協会，福祉用具評価検討委員会，2000.
5) 松尾清美，小林博光：自動車補助装置と特殊自動車．テクニカルエイド：福祉用具の選び方・使い方，pp. 170-177，三輪書店，2003.
6) 松尾清美，小林博光：自動車運転用装置，総合リハ，**36**(5)：501-504，2008.
7) 松尾清美：9. 自動車運転補助装置・特殊自動車，障害者のリハや介護に役立つテクニカルエイドと環境整備，*J Clin Rehabil*，**22**(5)：506-513，2013.
8) (株)ミクニライフ＆オート(旧・ニッシン自動車工業)：福祉車両総合カタログ Vol. 30

好評増刷

カラーアトラス
爪の診療実践ガイド

●編集　安木　良博（昭和大学/東京都立大塚病院）
　　　　田村　敦志（伊勢崎市民病院）

目で見る本で臨床診断力がアップ！

爪の基本から日常の診療に役立つ処置のテクニック、写真記録の撮り方まで、皮膚科、整形外科、形成外科のエキスパートが豊富な図写真とともに詳述！
必読、必見の一書です！

2016 年 10 月発売　オールカラー
定価（本体価格 7,200 円＋税）　B5 判　202 頁

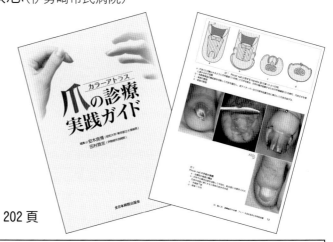

全日本病院出版会　〒113-0033 東京都文京区本郷 3-16-4　Tel:03-5689-5989
www.zenniti.com　　　　　　　　　　　　　　　　　　　　　Fax:03-5689-8030

MB Med Reha **No.245**：**79-85**, 2020

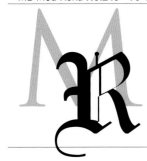

特集／車椅子の処方と患者・家族指導のポイント

日常的に行う車椅子のメンテナンス

植松 規*

Abstract 車椅子は工業製品である．工業製品である以上，日常的な点検は必須行為である．「点検」というと"自分では無理"と考える方もいるかもしれないが，自転車でも自動車でも，例えば乗車前にはタイヤの空気圧の過不足など最低限の確認はしているはずである．この確認こそが「点検」である．車椅子でも否，使用者属性からいえば車椅子こそ，そうした「点検」はより重要となる．しかし，車椅子の「点検」が確実に行われているかといえば，NO である．なぜ，行われていないのか．行わないことによる危険性を理解していないからである．なぜ，理解していないのか．危険性についての説明を受けていないからである．なぜ，説明を受けていないのか．"自分には不要なもの"との認識があるからか，説明を求めないからである．もっとも，説明を求めたとしても情報源を探せない・少ないという課題もある．さらに，情報源に行き着いたとしても，説明する側にも「点検」がいかに重要であるかという認識が不足している説明例も多い．例えば，「タイヤの空気圧は常にチェックしてください」という説明と「タイヤの空気が抜けると，こんな問題が起こり怪我に繋がるので，空気圧は常にチェックしてください」という説明を受けた場合では，どちらがそのチェックの重要性が伝わるのか，容易に判断できるであろう．本稿では，車椅子を必要とする患者およびその家族へ情報として，車椅子の「点検」方法および点検後の調整方法，それらを怠るとどのような危険が生じるのかを，日常的にできる項目に絞って説明する．

Key words フットサポート(foot support)，制動用ブレーキ(running brake)，タイヤ(wheel)，適正空気圧(Proper Air pressure)，駐車用ブレーキ(parking brake)

はじめに

福祉用具の印象を聞くと，「壊れないもの」という印象を持っているという話を時々耳にする．例えば，車椅子を利用している状況を想像したときに，その車椅子が壊れると，大きな事故に繋がることが容易に想像できる．そういった状況を加味すると，「簡単には壊れないだろう」と連想し，前述した「壊れないもの」といった印象に繋がっているのだと思う．

福祉用具はあくまでも工業製品である．使用していくにあたっては，日常的なメンテナンスは必要であり，それらをしないと長く使えないどころか，思わぬ事故に繋がる恐れもあるため，日々の点検は重要である．それを伝える側がいかに理解しているかが患者や家族に伝えるポイントに繋がる．本稿ではその理解を深めるべく，車椅子にテーマを絞り，日常的に特に見て欲しいポイントについて記述していく．

車椅子のメンテナンス

車椅子のメンテナンスは様々なポイントにおいて行わなければいけない箇所がある．それは，共通項もあれば，商品特性による特殊な構造のもの

---

* Tadashi UEMATSU，〒 650-0047 兵庫県神戸市中央区港島南町 7-1-5 一般社団法人日本福祉用具評価センター(JASPEC)事業部，係長

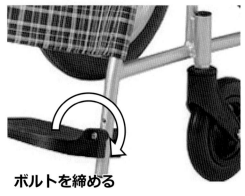

ボルトを締める

図 1. 貫通式フットサポート

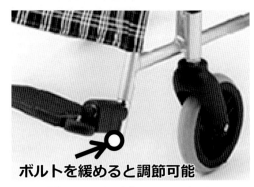

ボルトを緩めると調節可能

図 2. ウェッジ式フットサポート

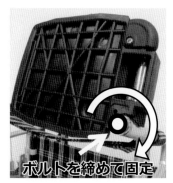

ボルトを締めて固定

図 3. ウェッジ式フット
サポート締め付け箇所

もある．それらすべてを行うためには専門的な知識が必要であり，利用している方がすべてを行うというのは不可能である．

本稿で書いている内容は，恐らくリハビリテーション職の方なら何となく理解はしているといった内容ばかりである．しかし，患者や家族に説明をしても，実践されないことが多くある．その理由は，それを行わないとどういった問題が生じるかという部分の説明不足ではないかと推測するため，機構に関する説明やメンテナンスのほか，事故例についても記していく．

1．フットサポートのメンテナンス

フットサポートには様々な種類がある．その種類に応じて，メンテナンスをするポイントも変わってくる．ここでは2種類の仕組みに応じたメンテナンス方法を紹介していく．

1）貫通式フットサポート（図1）

a）貫通式の仕組み：貫通式とは，フットプレートという足を置く部分の端に穴があいており，そこからボルトを通して，車椅子本体にあい

ている穴に組付ける仕組みのことである．この仕組みの場合，本体重量が軽くなるというメリットがあるものの，本体のパイプにあいている穴部分の範囲内で高さ調整を行わなければいけないというデメリットがある．

b）貫通式の調整不良で起き得る事故：フットサポートは，車椅子に患者が乗り降りする際，必ず跳ね上げた状態にしなければならない．しかし，この貫通式の場合，締め付けが緩いと，跳ね上げたつもりのフットサポートが下がってしまうことがある．跳ね上げたフットサポートが意図せず下がってしまうと，車椅子から立ち上がって一歩踏み出した時にフットサポートに躓き，転倒してしまう恐れがある．

c）貫通式の点検・調整：そのような状況を防ぐため，この部分が緩んでいないかを確認する必要がある．確認方法としては，フットサポートを斜め45°程度上げ，その状態から指で軽く突き，落ちてこないかを確認する．落ちてくる場合は工具（六角レンチ）を使って締め付けが必要である．

しかし，この貫通式に関しては，締め付けが強すぎると，フットプレートを上げる力が余分に必要となるため，適度な固さに調整しなければならない．目安としては，軽く突く程度の力では水平位置まで簡単に落ちないことと，指一本で楽に上下させられる固さが妥当といえる．

2）ウェッジ式フットサポート（図2，3）

a）ウェッジ式の仕組み：ウェッジ式とは，貫通式とは違い，フットサポートを無段階で調整できる仕組みである．

無段階で調整可能なため，個々の患者に合わせ

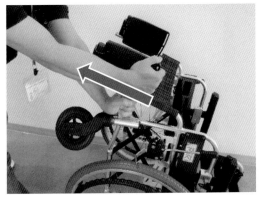

図4. フットサポートの引き抜き確認

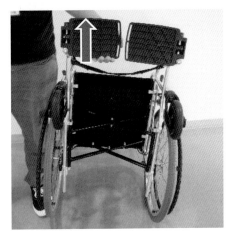

図5. フットプレートの持ち上げ確認

やすい. ただし, 下げ過ぎには注意しなければならない(JIS規格上, フットサポートは屋外地面の段差を考慮し, フットサポートパイプの最下部と地面との間が5cm以上なければならない).

　b）ウェッジ式の調整不良で起き得る事故：ウェッジ式の締め付けが緩い場合, 2通りの問題点が挙げられる.

　（1）乗っている最中に足を置いているプレート部分が下がり, 地面に設置してしまうことである. この状態に気付かず, プレート部が段差などにぶつかってしまうと, 進んでいる勢いによって, 患者が前に放り出される恐れがある(急ブレーキが掛かるのと同様の事象となる).

　（2）フットプレートが前後に動いてしまうケースである. これは, 前述したケースよりは締まっているが, それでも甘い分, 患者が足を動かしてしまうだけで簡単に前後に動いてしまうことがある. 麻痺のある患者がこのような状態の車椅子に乗っている際, フットプレートが動いたことによって足が落下し, 患部を地面に引きずっていても気付かず, 大きな怪我に繋がるといった事故が起きる.

　また, 前述した貫通式で起こり得る事故については, このウェッジ式でも起こる可能性もある. しかし, ウェッジ式の場合, ねじの締め付けではなく, 大半の機種は部品交換が必要となるため, その場合は業者に対応してもらう範囲となる.

　c）ウェッジ式の点検・調整(図4, 5)：前述した事故でもあるとおり, 「足を乗せた状態でフットサポート全体が抜けて下りてこないこと」,

「フットサポートが前後に動かないこと」がウェッジ式において, 点検すべき項目である. そのため, 確認方法としては, 図4のように, フットサポートが引き抜けないかの確認, そして図5のようにフットプレート部のみを持ち上げ, 動かないかの確認が必要となる. この点検時に異常がみられた場合, 図3のように, フットサポート最下部にあるボルトを締め付ける必要がある.

　3）まとめ

　フットサポートのメンテナンスに使用する工具は, 新品購入時の車椅子には付属しているはずの工具で対応可能である(位置調整を前提としているため, ほとんどの車椅子にはフットサポート締め付けのための工具が付属している). 常時足を置いた状態で負荷のかかりやすい部位であり, 緩むと重大な事故に繋がるため, 適度に確認することが必要である.

　2. 制動用ブレーキのメンテナンス

　制動用ブレーキとは, 介助者が速度を抑制するために使用するブレーキのことである. 制動用ブレーキは使っているとワイヤーが劣化により伸びてしまうことで, 徐々に効きが弱くなる. ブレーキの調整自体は技術がないと行えない内容ではあるが, 簡単に微調整が可能な部位があるため, 紹介していく.

　1）制動用ブレーキの効き不足によって起きる事故

　制動用ブレーキは基本的に速度を落としたいときや, 車椅子を停止させたいときに使用する. 坂

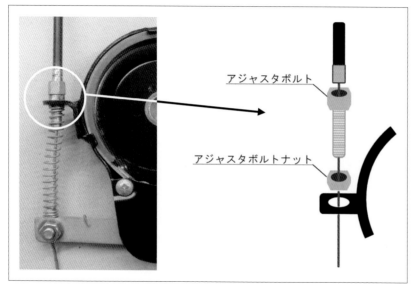

図 6.
アジャスタボルト

アジャスタボルト

アジャスタボルトナット

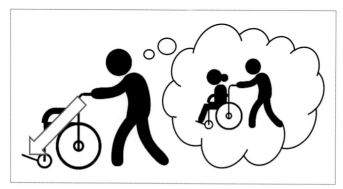

図 7. 制動用ブレーキの効き確認(押す方向)

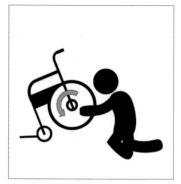

図 8. タイヤの回転確認

道やスロープの昇降時などでは必ずといって良いほど使用する．しかし，そのときにブレーキが効かない状態だと，滑落事故などに繋がる．また，スロープ使用時に片側しかブレーキが効いていなかった場合，その場で車椅子が旋回し，スロープから脱輪してしまい，最悪な場合は，患者や介助者がスロープから転落する危険性もある．

2）アジャスタボルトについて

制動用ブレーキには，**図6**のようなアジャスタボルトというものが付いている．これは，ボルトを回すだけで，効きの微調整ができるものである．アジャスタボルトは動かないようにナットが付いており，これを緩めた後，アジャスタボルトを回すだけで効きの微調整が可能である．ただし，あくまで微調整ではあるため，調整できる範囲は限られる．

3）制動用ブレーキの点検・微調整

ブレーキを強く握り，人が乗っていることを想定して，斜め前方下側に向かって強く押し出す（**図7**）．タイヤがある程度制動していれば大丈夫であるが，明らかに制動力が弱い場合，アジャスタボルトを上に上げると効きが強くなる．

効きが強すぎる場合は，常時ブレーキが掛かっている可能性があるため，効きすぎていないかの確認が必要となる．方法としては，タイヤを持ち上げ，軽い力でタイヤを回し，タイヤの回転に抵抗がないかを確認する（タイヤが止まった後，少し逆回転するのが一つの目安，**図8**）．もし抵抗があった場合，**図9-②**のように，アジャスタボルトを下に下げると効きが弱くなり，抵抗がなくなる．

4）まとめ

本項で行っている作業はあくまで微調整である．アジャスタボルトでの微調整には限界がある

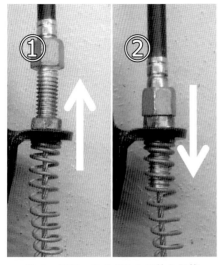

図 9. アジャスタボルトの効き調整
①ブレーキの効きが強くなる方向
②ブレーキの効きが弱くなる方向

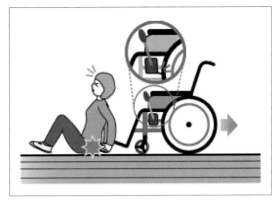

図 10. 駐車用ブレーキの効き不足による転倒
（画像提供元：日進医療器株式会社）

ため，ボルトを最大限まで上げて効かない場合，業者や車椅子安全整備士などの専門的知識を持った人材による調整が必要となる．また，ブレーキシューの劣化の可能性も考えられるため，アジャスタボルトで対応できなくなったものについては，ブレーキ本体の交換も視野に入れたうえで，業者を呼んで対応してもらう必要がある．

3．タイヤのメンテナンス

タイヤのメンテナンスというと，様々な内容が挙がってくるが，本項では表面の劣化確認と，空気圧の点検・調整に絞って記述する．

1）タイヤの劣化，空気圧不足によって起きる不具合，事故

車椅子において，タイヤの劣化や空気圧不足によって，一番容易に想定できる不具合の一つがパンクである．パンクする原因は，チューブの劣化もそうであるが，空気圧不足のまま走り続けることも要因の1つである．中にはスローパンクという，小さな穴があき，そこから徐々に空気が漏れだすといった，すぐには気付かないパンクも存在する．

パンクはそれ以上走ることが困難になり，その場で動くことができなくなる．無理をしてそのまま走り続けることによって，リムが変形し，結果としてパーツ交換を余儀なくされることにも繋がる．しかし，パンクしたとしても，直接事故に繋がることは少ない．パンクしたとわかった時点で，余り動くことはなく，動いたとしても細心の注意を払うからである．

では，タイヤの劣化や空気圧不足がどのような事故に繋がるのかというと，駐車用ブレーキの効き不足が原因の転倒・転落事故である．駐車用ブレーキは停車時だけでなく，患者が乗り降りする際にも必ず掛けなければならない重要なパーツである．これが効いていないと，乗り降り時に車椅子が負荷を掛けた方向に動き，図10のように転落し，腰椎圧迫骨折になるといった，非常に重大な事故に繋がる．

2）駐車用ブレーキが効かなくなる主な原因

なぜ駐車用ブレーキが効かなくなるのか．現場ではよく，「駐車用ブレーキが効かなくなった」と言い，業者が呼び出されることがある．しかし，駐車用ブレーキのねじは緩んでいなく，位置は何一つ変わっていない．タイヤの溝も十分にある．

実は直せないと思って業者を呼んでいたが，タイヤの空気圧不足が原因であり，空気を入れるだけで解消することが多い．なぜ空気が抜けるとブレーキが効かなくなるのかというと，駐車用ブレーキはタイヤ本体に直接押しあてて止めている．タイヤの空気圧による反発力を含めた機構だからである．自転車や自動車などでは，空気圧に依存するブレーキというものに触れていないため，そういった機構である認識を持ちにくいのかもしれない．

3）タイヤの点検

タイヤの点検で主に見てもらいたいのは，タイ

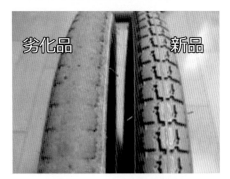

図 11. タイヤ表面の摩耗

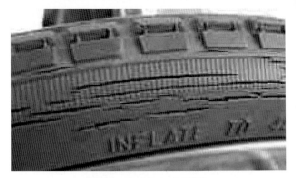

図 12. タイヤのひび割れ

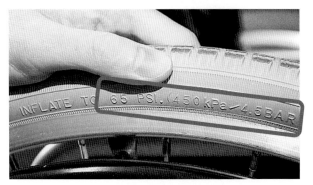

図 13. タイヤの適正空気圧　表示箇所

ヤの表面の溝，そしてひび割れである．

　タイヤ表面の溝については，摩耗が原因で駐車用ブレーキが効かなくなることがある（**図 11**）．

　ひび割れに関しては，これが随所に起きていると，ゴムの性能が低下し，硬化している可能性が高い（**図 12**）．このひび割れが大きくなると亀裂になる可能性があるため，タイヤの溝に関係なく交換を検討しなければいけない．また，タイヤがそのような状態であると，中に入っているチューブも同じゴム素材であるため，同時期に交換を検討したほうが良い．チューブは劣化すると，何もしなくても空気が抜けやすい状態になるため，より駐車用ブレーキが掛からなくなるスパンが短くなり，結果として事故が起きる確率が上がる．

　タイヤを交換するにあたっては，車椅子を扱っている業者へ連絡するべきである．自転車店でも対応可能なところはあるが，タイヤ交換となった際，カーボンの入った黒いタイヤに交換される可能性がある．黒いタイヤだと，室内使用に向かない（フローリングに黒い跡が残る）ため，自転車店を利用する場合は注意が必要である．

4）空気圧の点検・調整

　タイヤの空気圧については，誰もが一度は自転車に空気を入れたことがあると思う．しかし，その際に何かを基準にして入れている人は少ない．実はタイヤにはそれぞれ適正空気圧と言う数値が側面に記載してある（**図 13**）．本来は空気圧ゲージ付きの空気入れを用いて，その数値に合わせて空気を入れるのが正しい調整である（**図 14**）．目分量でいくと，どうしても「破裂するかもしれない」といった心配をする人も多く，少なくなりがちである．特に見た目が細いタイヤは高圧のものが多く，通常の倍ぐらいは空気を入れる必要があるが，感覚で適正空気圧を入れられる人は少ないだろう．

5）空気圧の単位

　空気圧の単位は様々な表記があり，持っている空気入れに記載されていない数値の場合は換算する必要がある．国内産の車椅子の場合は主に kPa（キロパスカル）で表されている．見た目や太さが普通のタイヤだと 300〜450 kPa，細いタイヤだと 700 kPa 前後のものが多い．この数字だけで見てもわかるとおり，倍以上違っているものがある．

　kPa 以外には，kgf/cm^2（キログラムフォース）や bar（バール）で示されている場合もある．これらの数字のみが示されていた場合，100 を掛ければ kPa への変換が可能である（例：3 kgf/cm^2 = 300 kPa）．

　その他，PSI という表記もある．これは前述した kgf/cm^2 や bar とは違い，単純な数値ではない．例えば 300 kPa のものは 44 PSI，450 kPa のものは 64 PSI である．この換算については，少し誤差

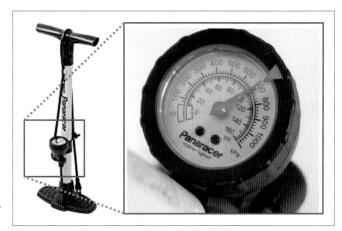

図 14.
空気圧ゲージ付き空気入れ

はあるが，PSI に 7 を掛ければ，概ね kPa の数値となる（例：44 PSI×7＝308 kPa，64 PSI×7＝448 kPa）．例の通り，多少の誤差はあるものの，空気圧を確認するうえで，そこまで大きな誤差ではないため，この方法で換算可能である．

6）まとめ

新たな空気入れ（空気圧ゲージ付き）を導入して，単位まで覚えるとなると，本来はそうしたほうがより良い内容ではあるが，それを家族や患者に求めるのは難しいかもしれない．指導の方法としては，一度どのぐらいまでが適性なのか，体験を踏まえたレクチャーをしたうえで，このぐらいになるまで入れて欲しいと指導をする方法もある．しかし，継続的に長期間使用するのであれば，是非空気圧ゲージ付き空気入れの購入を推奨してもらいたい．

まとめ

前項において，車椅子のメンテナンスに関する内容を紹介してきたが，メンテナンスの前提として述べたとおり，この内容はあくまで一部である．これを行っていれば，常に安全な車椅子に乗れるわけではないが，最低限この程度は行わなければ，その車椅子を使用すべきではない内容であると言えるものである．

本稿では患者・家族指導というポイントにおいて，一部しか紹介はしていないが，リハビリテーション職として知っておくべきメンテナンス内容としては，もっと広くあって欲しい．これを機に，車椅子のメンテナンスに費やす労力の必要性を重要視していただきたいと切に願っている．

MB Med Reha **No.245**：**86-91**, 2020

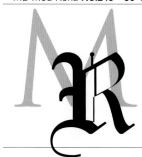

特集／車椅子の処方と患者・家族指導のポイント

車椅子処方における支給制度の理解と使い分け

樫本 修*

Abstract　地域リハビリテーションチームの一員として，車椅子，電動車椅子の支給・貸与を受けるために利用可能な制度を理解し，担当保健師，介護支援専門員などとの情報交換，連携をはかりながら適切な福祉用具利用のアドバイスができる技術・知識を身に付けておくことが大切である．制度には優先順位があり，車椅子，電動車椅子が必要になった原因に応じて利用できる制度が決まる．特に，現場で迷うことが多い介護保険と障害者総合支援法との使い分けについて理解しておきたい．

Key words　介護保険制度(long-term care insurance system)，障害者総合支援法(comprehensive support act for persons with disabilities)，身体障害者更生相談所(rehabilitation counseling center for physically disabled)

はじめに

　地域リハビリテーションの現場において，生活期の対象者に対して車椅子などの移動手段に関する相談を受ける機会は多いと思われる．車椅子，電動車椅子の支給・貸与を受けるために利用可能な制度を理解し，担当保健師，介護支援専門員などとの情報交換，連携をはかりながら適切な福祉用具利用のアドバイスができる技術・知識を身に付けておくことが大切である．支援者として対象者のニーズを優先しながら患者，家族にどのような移動手段が適切かを判断し，助言をしなければならない．使用目的，身体状況，環境因子，経済状況などを勘案して総合的に判断することはいうまでもないが，とりわけ，どのような制度が利用可能なのかを詳しく説明できる知識は身に付けておく必要がある．製品の特長や機能の知識に加え，制度の優先順位，ニーズに対応できる限界なども理解しておくことが重要である．ここでは，車椅子と電動車椅子の支給・貸与を受けるために利用可能な制度の解説を行い，現場で迷うことが多い介護保険と障害者総合支援法との使い分けについて触れる．

制度間の優先性

　車椅子，電動車椅子も含め福祉用具を利用する制度，法には様々あり，優先性がある(**図1**)．対象者の障害原因を理解し，利用可能な制度，法の優先順位に従って対応しなければならない．それぞれの制度で利用できる福祉用具の種類，相談窓口なども異なり，どの制度を利用すべきか考慮する必要がある．この中で車椅子，電動車椅子は治療用として支給されるものではなく，医療保険制度の対象にはならない．

損害賠償制度

　交通事故被害が原因で後遺症として車椅子，電動車椅子が必要になった場合，最も優先性の高い制度である．まずは，自動車損害賠償責任保険(自賠責保険)での支給が検討される．自賠責保険は

* Osamu KASHIMOTO, 〒 981-1217 宮城県名取市美田園 2-1-4　宮城県リハビリテーション支援センター保健福祉部，技術参事

対人にのみ損害を補償する保険となっており、対物や運転者自身の外傷などは補償適用外であり、あくまで任意保険の補助的な役割と位置付けられている。したがって、自賠責保険で対応できない場合は任意保険の利用が検討される。損害賠償は原状復帰補償を目的としており、支給される車椅子、電動車椅子の内容に特別な制約はない。再支給については事故終了後も継続して車椅子、電動車椅子支給の補償が受けられるのかなども含めて保険会社との契約により個々の対応が異なるので注意が必要である[1]。

損害賠償制度での対応が不可能な場合、介護保険の対象者であって貸与製品で対応可能であれば介護保険で、適合する製品がなく身体障害者手帳が取得されていれば、障害者総合支援法での支給も可能である。

業務災害補償制度

仕事中の事故などの後遺症で車椅子、電動車椅子が必要になった場合、労働者災害補償保険(労災保険)、船員保険、各共済組合保険など、加入している保険により支給される制度である。

労災保険における車椅子、電動車椅子支給については、かつては障害(補償)給付認定または症状固定を前提に支給されていた。脊髄損傷などで労災保険の対象者でも療養中であれば症状固定前を理由に車椅子が支給されずに、社会福祉制度(身体障害者福祉法、障害者自立支援法)で支給されていた経緯がある。平成20(2008)年3月31日の

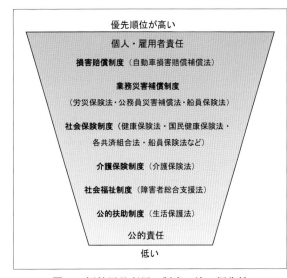

図 1. 福祉用具利用の制度・法の優先性

通知[2]で支給対象者の拡大があり、症状固定した後でも明らかに車椅子、電動車椅子の使用が必要と認められる者については、症状固定前で療養中(療養(補償)給付受給中)であっても、通院治療、社会生活のために必要性が認められれば支給可能となっている。

原則として1台の支給であり、労災法で定めた基準額内で対応可能な製品となる。この支給基準は概ね障害者総合支援法の補装具費支給基準に準じている。支給基準で対応できない身体状況や環境因子がある場合は基準外補装具として認められることがあるので相談窓口との交渉が必要である。労災保険の窓口は管轄の労働基準監督署、船員保険は都道府県保険課か社会保険事務所、公務員災害の場合は所属の人事担当部局になる(表1)。

表 1. 各制度の窓口など

制　度	労働者災害補償	公務員災害補償	船員保険	介護保険	身体障害者福祉
窓　口	労働基準監督署	所属の人事担当部局	都道府県保険課社会保険事務所	市町村介護保険担当課	市町村障害福祉担当課
費用負担	なし	なし	なし	1〜3割所得に応じて2割,3割	原則1割上限37,200円所得に応じて負担軽減あり
処方・適合検査	労災病院採型指導医	実施機関に一任	船員保険病院社会保険病院	市町村福祉用具貸与事業者	身体障害者更生相談所

介護保険制度

介護保険の対象者である第1号被保険者(65歳以上)および第2号被保険者(40〜64歳で特定疾病)で車椅子,車椅子付属品(電動補助装置,クッションなど)が貸与可能なのは要介護2以上である.要介護1,要支援状態の者は原則として車椅子,電動車椅子の貸与は認められないが医学的に必要性があると判断される場合は医師の意見書を添えて認められることがある(例外給付).また,介護保険の対象者であっても既製品ではサイズが合わない,特別な機能が必要である,フレームが特殊になるなどオーダーメイドなどにより個別に作製する必要がある場合には,身体障害者手帳取得の有無を確認,あるいは取得を検討して,障害者総合支援法での対応が可能である[3].

また,介護保険制度の福祉用具貸与サービスは在宅生活者を対象とすることが原則である.介護保険施設入所者に車椅子の貸与を認めることはできないので,身体障害者手帳が取得されており,施設備品で対応できずに個別作製が必要と認められれば障害者総合支援法での支給となる.

社会福祉制度(障害者総合支援法)

障害者総合支援法による車椅子,電動車椅子支給は制度の優先順位として最後の砦となる.厚生労働省の平成29(2017)年度福祉行政報告例では,身体障害者・児に対して全国で車椅子が年間21,752台,電動車椅子が2,964台支給されており,装具,補聴器に次いで数が多く,支援者としては本法について詳しく理解しておく必要がある.

1.対象者要件

障害者総合支援法で車椅子,電動車椅子の補装具費支給を受けるためには身体障害者手帳を取得していることが大前提となる.等級によっての規定はないが,車椅子支給対象者は,「歩行障害があって,他の補装具によっても移動困難な者」,電動車椅子は,「上下肢に障害があり電動車椅子によらなければ移動困難な者」と規定されているの

で1〜3級程度が認められることが多い.また,内部障害(呼吸器機能障害,心臓機能障害)があって歩行に著しい制限を受ける場合も対象となる.原則として入院治療中の場合は支給対象にならない.入院中であっても退院の見込みがある場合には認められ,退院後に想定される生活スタイルに応じて機能や付属品などの処方内容が決定される.一方,筋ジストロフィー病棟など長期療養病棟で入院自体が生活の場になっており,車椅子,電動車椅子の個別作製が必要な場合は,障害者総合支援法での支給が可能である.

2.判定の必要性

対象者が18歳以上の場合,電動車椅子は身体障害者更生相談所(更生相談所)が利用者を診察(常勤医あるいは嘱託医などによる)する直接判定が推奨されている.ただし,自治体によっては医師の確保が困難で医師意見書の情報で更生相談所による文書判定で処理されることもある.オーダーメイド車椅子は文書判定で扱っても良いとされており,医師意見書が重要な役割を占める.一方,レディメイド車椅子は更生相談所の判定が不要で市町村判断での支給決定が可能である.

対象者が障害児(18歳未満)の場合は,更生相談所が判定に関与せず,医師意見書に基づき市区町村判断で支給決定され(自治体によっては更生相談所が判定することもある),更生相談所は助言する立場となる.

3.基準額と差額自己負担

普通型,リクライニング式,ティルト式など車椅子,電動車椅子の種類に応じて対象者の要件が示され,本体の基準価格が告示されている.これに追加される様々な機能(脱着式アームサポート,開閉・脱着式レッグサポートなど)の価格が個々に決まっており,必要な機能が加算されて支給額が決定される.デザイン,素材などで基準額(支給上限額)を上回る製品を希望する場合は,差額自己負担での支給が認められているが,機能の変更はできない[4].

表 2. 難病患者など指定疾患における配慮

	配慮すべき点	解　釈
車椅子	症状が日内変動する者もいるため，歩行の可否のみで判断することなく，症状の変化に配慮し，症状がより重度である状態をもって判定すること.	判定時に歩行が可能であっても，症状が重いときは歩行ができないなどの場合は車椅子の支給対象として検討する.
電動車椅子	症状の悪化を予防するという観点も踏まえ，車椅子ではなく電動車椅子を認めるといった配慮も必要である.	ハンドリム操作により疼痛が悪化する，疲労が激しいなどの場合は電動車椅子支給も検討する.

(文献 6 より)

4．支給個数

補装具の支給個数は1種目1個が原則であるが，車椅子の使用環境に応じて常用（日常生活用）と作業用（就労用，就学用，施設用など）が認められる場合がある．また，身体状況は自走式車椅子の対象者であっても坂道・悪路など住環境（日常生活圏）の状況により自走が困難で，使用により買い物，外出などの自立が見込まれる場合には電動車椅子が認められることがある.

5．耐用年数

通常の使用状態において当該補装具が修理不能となるまでの予想年数で，車椅子，電動車椅子の耐用年数は6年である.

6．特例補装具

身体障害者・児の障害の現症，生活環境，その他，真にやむを得ない事情により，告示に定められた補装具の種目に該当するものであって，基準で示された別表に定める名称，型式，基本構造などによることができない補装具を特例補装具という．例えば過体重の対象者に対して標準仕様の車椅子で対応できない場合，外国製の耐荷重性のある製品が特例補装具として認められることがある[5]．その際，その製品以外に適合するものがなく，真に必要であることが認められれば基準額を超えた製品でも公費支給の対象となる.

7．難病患者等の取扱い

平成25（2013）年4月1日から，「障害者自立支援法」が「障害者総合支援法」になった機会に障害者の範囲に厚生労働省が指定する難病患者などが身障手帳を取得していなくても必要性に応じて障害福祉サービスなどを受けることができるようになった．補装具費の支給も同様である．指定疾患は当初131疾患であったが徐々に拡大され令和元（2019）年7月1日付けで361疾患となっている.

特に車椅子と電動車椅子については厚生労働省から更生相談所の判定，あるいは市町村判断の段階で配慮する点が示された（表2）[6].

公的扶助制度

生活保護費受給者は，国民健康保険法の適用除外であり，医療保険未加入者となる．治療用装具が必要な場合は，医療扶助での装具作製となる．治療用装具として認められていない車椅子，電動車椅子が必要な場合，第2号被保険者（40～64歳で特定疾病）で身体障害者手帳を取得していれば，障害者総合支援法での補装具費支給が優先される．一方，身体障害者手帳には該当せず，適合する車椅子が介護保険の貸与製品で足りる場合は，介護扶助での対応となる．65歳以上では介護保険料が生活扶助から給付されることから介護保険が優先される．貸与製品で適合しない場合，身体障害者手帳を取得していれば障害者総合支援法の利用となる．手帳を取得していない場合は，手帳取得が可能な障害状況かどうかを医師と連携しながら話を進めることになる.

介護保険と障害者総合支援法との使い分けのポイント

車椅子，電動車椅子が支給される制度を理解したうえで，対象者にどの制度が適用になるかを検討するには，車椅子，電動車椅子が必要となった障害の原因から考えると判断しやすい（図2）．そのなかで，実際の地域リハビリテーションの現場で判断に迷うことが多いのは介護保険と障害者総合支援法との使い分けである．介護保険の対象者か，要介護度，身体状況，住環境に適合するものが介護保険貸与製品から選択可能かなどを総合的に判断する（表3）．最近では，多くの調整機能が

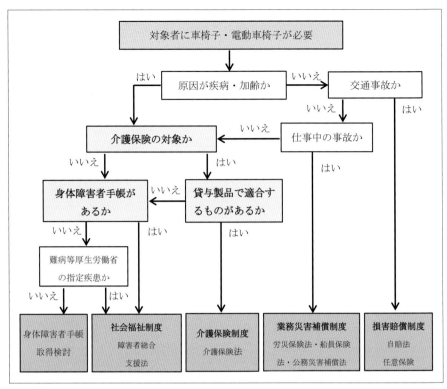

図 2. 車椅子・電動車椅子支給制度の選択チャート

表 3. 車椅子支給における介護保険と障害者総合支援法の使い分け

チェック項目	介護保険	障害者総合支援法
制度の優先度	優先	介護保険で対応できない場合
身体状況	要介護2以上 (要介護1以下は医師意見書による例外給付あり)	歩行障害があって, 他の補装具によっても移動困難な者
体格・住環境	既成のサイズに限られる	オーダーメイド可能
生活の場	在宅生活者	施設入所・入院中であっても退所,退院の見込みがあれば可能 備品対応できない場合
耐用年数	貸与にてなし	6年
特例補装具対応	なし	あり

付いた車椅子が貸与製品にあり, 脳卒中後遺症者などに対する適合が調整しやすくなっている.

　身体障害者手帳を取得している施設入所者に個別に車椅子が障害者総合支援法で支給できるかという質問もよくある. 対象者が利用している施設が備品として用意している車椅子の状況によって対応は様々であるが, 標準的な機能の施設備品では対応できず, 真に本人用の車椅子が常時必要な対象者については, 個別に支給することが可能である.

　入所時と比較して身体機能が変化して恒常的に車椅子を使用する必要性が生じ, 施設備品ではサイズが合わず, クッションなどで工夫しても姿勢が崩れて車椅子の操作や駆動が困難な場合などの相談を受けることは多い. また, 適切な車椅子の利用により明らかに作業能率や ADL の向上が見込まれる場合なども良い適用である. ただし, 通過型の施設利用者で申請者が介護保険の対象である場合は, 在宅復帰後に多機能な車椅子が貸与利用できることも考えられ, 入所中に本人用として支給すべきか慎重な判断が求められる.

おわりに

　地域リハビリテーションチームの一員として，車椅子，電動車椅子の支給・貸与を受けるために利用可能な制度を理解しておくことが重要である．担当保健師，介護支援専門員などとの情報交換，連携をはかりながら適切な福祉用具利用のアドバイスができる技術・知識を身に付けておくことが大切である．

文　献

1) 西嶋一智：生活期における補装具・生活用具についての制度と更生相談所の役割．*MB Med Reha*, **234**：1-7，2019.
　Summary　福祉用具支給に関する各種制度，身体障害者更生相談所の役割がわかりやすく解説されている．

2) 厚生労働省労働基準局長通知：義肢等補装具支給要綱の改正等について．基発第 0331005 号，平成 20(2008)年 3 月 31 日.

3) 高岡　徹：介護保険制度の利用者に対して障害者総合支援法で車椅子が作製できますか？総合リハ，**46**：880-881，2018.
　Summary　介護保険貸与で対応できない身体状況の例を挙げながら障害者総合支援法の利用のポイントが明解に述べられている．

4) 樫本　修：差額自己負担が認められるのはどのような場合ですか？総合リハ．**46**：1228-1229，2018.

5) 高岡　徹：特例補装具とは何ですか？総合リハ．**46**：678-679，2018.

6) 厚生労働省社会・援護局障害保健福祉部企画課自立支援振興室事務連絡：難病患者等における地域生活支援事業等の取扱いに関する Q & A．平成 25(2015)年 3 月 15 日.

MB Med Reha No.245：92-94, 2020

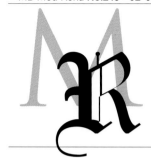

特集／車椅子の処方と患者・家族指導のポイント

◆コラム

日本のまちのバリアと課題

硯川　潤*

東京近郊のバリア事情

　もう5年以上前のことになるが，ある研究費の公募に応募し，無事にヒアリング審査に進めることになった．いつも通り，最寄り駅までの経路を調べ，バリアフリールートを確認した．ふと気になり，Googleのストリートビューで目的地の外観を調べたところ，エントランスには10段ほどの階段があり，スロープが見当たらない．会場は研究費の出し手が入居する事務所ビル．れっきとした国立機関である．まさかと思いながらも慌てて担当者にメールをすると，建物が古く車椅子が通れる出入口がないことが判明した．「担ぎますから」という申し出を丁重に断ったものの，さてどうする？　周囲に相談し，キャタピラが付いた走行式の階段昇降機をレンタルすれば良い，ということに．心当たりの福祉用具レンタル業者に問い合わせたが，2日前ということもあり，手配は難しいという返事．応募していた研究費は若手研究者にとっては破格の金額で，何をおいてもヒアリングには臨みたい．ここは軽い介助型車椅子に乗り換え，本当に担いでもらおうか，と腹を括ったタイミングで担当者から電話が入り，筆者の順番を最後にして会場を移すとのこと．結局，10名程の審査員の先生方に別の会場まで移動して頂き，無事に採択が決まった．Google様々である．

　神奈川県に住み，東京を経由して埼玉県に電車通勤する筆者にとって，バリアを感じる機会は極めて少ない．使っている電動車椅子の重量は優に100 kgを越えるが，そもそも持ち上げる必要がない．大抵の場所は，下調べをせずに行っても大きな問題は生じない．もちろん冒頭の出来事以来，初めての場所については下調べを欠かさないようにはしている．地方の状況はまた異なると思うが，東京とその周辺に限っては，ハード的なバリアは相当解消されている．

　ではソフト的なバリアはどうかというと，なかなかの状況である．筆者の通勤経路上にあるいくつかのエレベーターの中に，1か所だけ駅の構造の関係で健常者にも頻繁に使われる所がある．運が悪いだけかもしれないが，順番を譲っていただける確率はゼロに近い．多少混み合うとはいえ，10 m先にはエスカレーターがあるのにもかかわらずである．もちろん，見た目でわかりにくい障害もある．しかし，すし詰めになっている10人ほどのダークスーツの群れ全員に障害があるとは統計的にも考えにくい．

　こういう状況で気持ちの良い対応をしてくれるのは，むしろ若年者が多い．先日も，重そうな野球道具を運んでいる学ランのご一行にエレベーターを譲ってもらった．幸い彼らのほうがダークスーツよりも余命が長い．その点において日本の将来は明るいと筆者は思っている．

小さな親切と大きなお世話

　譲る譲らないという01のデジタルな対応はさておき，道すがらの障害者に適切なサポートを提供することは結構難しい．例えば，あなたがエレ

* Jun SUZURIKAWA，〒259-8555 埼玉県所沢市並木4-1　国立障害者リハビリテーションセンター研究所福祉機器開発部福祉機器開発室，室長

ベーターから降りようとすると，電動車椅子の筆者が待っていた．さてどうしますか？　またしてもエレベーターの例で恐縮だが，講演などの機会をいただいたときに，話の枕によく使うエピソードである．駅のホームとコンコースをつなぐような，小さめのエレベーターを想定して頂きたい．以下が筆者にとってのありがたいサポートランキングである．

1位　何もしない

筆者は自力でエレベーターに乗降できるため，最大の障害物はすれ違う人である．したがって，何もせずにさっと場所を空けてもらうことが実は一番ありがたい．

2位　降りた後に外側の乗降用ボタンを押し，筆者が乗り込むまでドアを開けていてくれる

筆者にとっては不要だが，エレベーターの操作を理解したスマートなサポート．親切心はとてもありがたい．

3位　降りた後にセーフティシュー（挟まり検知用の出っ張り）に全身で覆いかぶさり，ドアを開けていてくれる

この辺から少し雲行きが怪しくなる．やりたいことは2位と同じだが，乗降ボタンを押すことを咄嗟に思い付かないとこうなる．もちろんお気持ちはありがたいのだが，小型のエレベーターだと開口部の幅が狭く，その人自体が障害物となる．ちなみに，こういう人に限ってあまりこちらの話を聞いてもらえないことが多い気がする．

「あの，すみません，ちょっと…」「いえいえ私が開けてますんで，ご遠慮なく」「いや，あの足が」「お気になさらず．大丈夫ですから．開けていますから．どうぞ」「（深呼吸して）違うんです．このままだと足を踏んでしまいます．ドアは，ありがとうございます．でも大丈夫ですから少し脇に寄って頂けますか」

4位　エレベーターから降りない．内部の「開」ボタンを押して，「どうぞ」

その人がエレベーターを降りないなら特に問題

ないサポートである．しかし，ホームと改札階など，2フロアを行き来するだけのエレベーターでこれをされると少しややこしい．自分が降りる前に，筆者を内部に招き入れようとしていることになるからだ．エレベーターが小さいと，筆者が乗り込んでしまえばその横を通り抜けて降りることは難しい．そもそも，そんな真ん中に立たれてどうやって車椅子に入れと？という場合も多い．

あくまでも，これらの順位付けは筆者に限った話である．C6の頚髄損傷完全麻痺で，電動リクライニング・ティルト機能の付いた普通型電動車椅子を使用．医療専門職でもどのサポートが最善か迷うところだろう．

福祉機器開発におけるバリア

福祉工学を専門とする筆者が，このエピソードを福祉機器の開発は難しい，という話の枕として使う．もちろん，開発にこの種の難しさが存在するのは福祉機器だけではない．あるソフトウェアデザインの教科書に，その難しさを示したこんな一文がある[1]．

"Imagine asking someone how he swims. Even if he could describe the movements adequately, he probably would not mention the pre-condition: you have to be in water, alive."

使い手と作り手との間に背景知識の差が存在する場合，その開発過程において pre-condition の理解不足が深刻な問題となる．銀行員と銀行業務のソフトウェアを開発する SE（システムエンジニア）との関係は，福祉機器のユーザと障害のない福祉機器開発者との関係に似ている．自動車や携帯電話，家電といった多くの製品では，開発者はその製品のヘビーユーザであることが普通である．Pre-condition を把握することは簡単だ．

では，エレベーターの乗降サポートのために知っておくべき pre-condition はどれくらいあるだろうか？　筆者の車椅子操作能力，車椅子の大きさ，エレベーターの特性，エレベーターの操作

方法，等々．これらの情報を瞬時に処理し，行動に移す必要がある．最善な判断を下すことは至難の業である．

バリアに立ち向かう

2017年度から，国土交通省が主催するバリアフリー関連の検討会に加えて頂き，公共機関のバリアに関する議論に参加している．そこでの当事者側に立った委員から出される要望のきめ細かさに，驚かされることが多い．そうそう，と膝を打つような提案もあれば，おおここまで強気でいいのか，と思うものまで，バリア根絶への強い意志と長い歴史が感じられる．交通バリアフリー法の施行以前は，駅のエレベーターすら大して整備されておらず，本当に電動車椅子を担いでいた．今でこそ当然の，全駅にエレベーターを，という主張は，当時なら相当強気に聞こえたに違いない．Pre-condition は社会とともに変わるのだ．我が生活を振り返ってみると，ラッシュ時間帯は電車に乗れないのでほぼ始発に乗って通勤しているし，雨の日は乗り換え駅で濡れない経路をとるために30分近く遠回りしているし，飛行機は車椅子からの乗り移りが面倒で受傷以来一度も使っていない．バリアを感じることはほとんどないなどと書いたが，なんということはない，単にバリアを避けて暮らしているだけに過ぎない．避けている限りバリアが自然消滅することはない．階段昇降機など探さずに，会場を変えてくれるよう毅然とした態度で主張すれば良かったなと，予算の大きさに目がくらんだ自分を今さらながら反省している．

文 献

1) Greenbaum J, Kyng M(ed)：Design at work. CRC Press, 1991.

MB Med Reha **No.245**：95-98, 2020

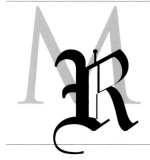

特集／車椅子の処方と患者・家族指導のポイント

◆コラム
日本のまちのバリアと課題
—東京オリンピック・パラリンピックに向けて—

松尾清美*

はじめに

本コラムでは，車椅子生活者の筆者が研究会（第17回ケアリフォームシステム研究会）へ公共交通機関を使って移動する状況をお伝えすることで，日本のまちの状況を垣間見ていただき，将来の公共交通機関やまちづくりの課題を整理する．

車椅子で佐賀市から茂原市で
開催される研究会へ出かけた

筆者は，65歳の第9胸髄損傷者である．上肢は健常であるが，肩を痛めているため，手動車椅子では，長距離や坂道を移動できないため，補助電動装置を付けて移動した（**図1**）．

1．佐賀から福岡空港への移動

自宅から自動車を運転し，長崎自動車道から九州自動車道路を使って福岡空港へ50分で移動した．空港駐車場に自動車を駐車し，車椅子を下ろして移乗し補助電動装置を装着して空港のカウンターへ移動．

2．飛行機に搭乗するまでの流れ

搭乗する航空会社のカウンターに荷物と補助電動装置を預けて，車椅子で搭乗検査場へ，ボディチェックを受けて搭乗ゲートへ移動．搭乗時間がくると，他の乗客の搭乗前に搭乗することになっている．筆者の車椅子は大車輪を外して移動できるように小さな補助輪を付けている（**図2**）ので，自分の座席まで大車輪を外した車椅子で移動し，座席に移乗した後に航空会社の地上スタッフが車

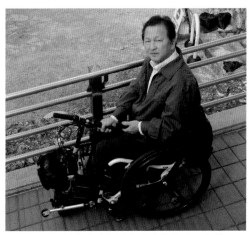

図1．補助電動装置を手動車椅子に装着

椅子を荷物庫へ運んでくれる．カウンターで自分の車椅子を預けて，空港の車椅子で機内まで，地上スタッフが移動介助するという世界共通のサービスもある．

3．飛行機内の動き

飛行機に搭乗したら，シートベルトを締めて到着するまで時間の短い国内便では移動することはない．しかし，トイレに行きたくなったときは，キャビンアテンダントに依頼すれば，アイルチェアと呼ばれる機内用の車椅子を持ってきてくれるので，それに移乗してトイレまで移動することができる．座席の位置にもよるが他の乗客に立ってもらったりする必要があるので，できる限りトイレは搭乗する前に済ませることにしている．

4．羽田に到着して京急電車に乗るまで

空港に到着すると，他の乗客が下りた後に，降

* Kiyomi MATSUO，〒840-0801 佐賀県佐賀市駅前中央1-7-8　アーサー佐賀駅前ツインステージ1001号　合同会社KT福祉環境研究所，代表

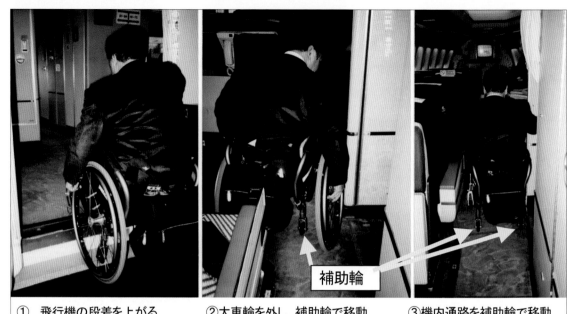

| ①　飛行機の段差を上がる | ②大車輪を外し、補助輪で移動 | ③機内通路を補助輪で移動 |

図 2. 大車輪を外して補助輪で自分の座席まで移動し，座席に移乗する.

りることになっている．私の車椅子を荷物庫から地上スタッフが私の座席まで持ってきて，大車輪を外して車椅子へ移乗するのを手伝ってくれる．そして，飛行機の出入口まで移動して自分の大車輪を装着するために，車椅子のグリップを抱え上げてもらっている間に，大車輪を筆者が装着する．その後は，手動車椅子として自走し，荷物受け取り所へ行き，補助電動装置を車椅子に装着して京急電車の改札まで移動する．日本国内の空港は，車椅子用トイレやエレベータなどは完備されておりバリアフリーとなっている．京急電車に乗るため，地下に下りていくためのエレベータも改修され大きくなったばかりである．しかし，ホームと車両の段差と隙間があるため，係員がスロープを持って一緒に電車の乗り口まで移動して，スロープを設置してから乗車するのである．また，乗車前に品川駅の係員へ連絡して，降りるときの段差と隙間を解消するためのスロープの準備を依頼してくれるので，安心して乗車することができる．

5．京急電車で品川まで移動し，JR 千葉行きの電車に乗り換えるまで

品川駅に到着すると，京急の係の方が JR 品川駅の改札まで案内してくれた．そこで，切符を

買って改札を通るとき，千葉駅経由で茂原駅まで行くことを伝えると，改札を入ったところで案内する係を待つように言われ待つことになった．しかし，待っても待っても係員が来ないので，改札口に行って「なかなか来ない」と言うと，「連絡しているので待ってください。」と言われた．結局，40 分ほど待ったのである．品川駅まではインターネットで調べた経路で時間通り順調に来たが，JR で乗り換える度に，「連絡がつかないので 2 本待って欲しい」など，予定通りには行けなかった．千葉駅で茂原駅へ行くために乗り換えるときは接続電車の出発前にホームに着いたが，「茂原駅に連絡がつかないから 1 本待って欲しい」ということになり，目の前を乗りたかった電車が出発して行った．また，地方では運行されている電車の本数が少ないため，待ち時間は 30 分〜1 時間という所もあり，ここも例外ではなかった．茂原駅に到着したのは予定よりも 1 時間 20 分ほど遅い時間であったので，研究会に遅れて入った．大変気持ちが焦った移動であった．

6．茂原駅から研究会会場の総合市民センターへの移動

電車を降りてからは，手動車椅子に補助電動装置を装着して移動しているので，研究会会場まで

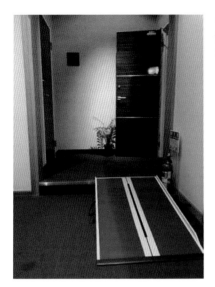

◀図 3.
部屋の入口段差に
スロープを設置

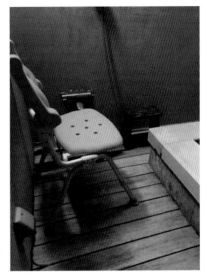

図 4. ▶
浴室にシャワー
チェアーを設置

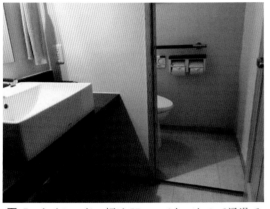

図 5. トイレのドア幅は 57 cm であったので通過で
　　き使用できた.

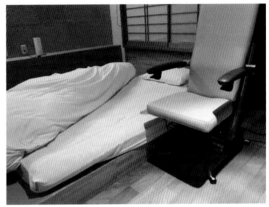

図 6. 布団の横に電動昇降椅子を設置

は 10 分ほどで到着した. この間の歩道と横断歩道
には, 整備してから時間が経過している状況がわか
るほど荒れており, 2〜5 cm の段差や歩道の傾き
などはあるものの車椅子での走行は可能であった.

7. 宿　泊

　茂原市とその近郊には, バリアフリールームの
あるホテルがないため, 千葉駅まで戻ってバリア
フリールームのあるホテルに泊まることも考えた
が, この研究会は障害児 (者) や高齢者などの住環
境整備や設計施工方法などについて研究するケア
リフォームシステム研究会であったので, 実行委
員の方々が宿泊ホテルに昇降椅子や入浴用のシャ
ワーチェアー, スロープなどの福祉用具を持ち込
み, 私が布団や浴室を使用できるように環境改善
をしてくれた (図 3〜6). お陰で, 快適に宿泊する

ことができ, その夜の懇親会にも翌日の研究会に
も参加できた.

8. 帰りの道程

　研究会に参加した健常者は, 茂原駅からバスで
羽田空港行きのバスが出ており 75 分程で羽田ま
で移動できる. しかし, このバスには車椅子使用
者用のリフトやスロープが装備されていないた
め, 筆者は電車で往路と同様の路線で帰ることに
した. 結局, 羽田空港までの移動に往路と同様の
3 時間を要したのである. 羽田空港から福岡空港,
そして福岡空港から佐賀の自宅までは, 自動車で
往路と同様に予定通りスムースに移動することが
できた.

日本のまちのバリア

　筆者は臍から下の完全麻痺であるため，上肢で手動車椅子を操作して移動する身体機能である．しかし，転倒して肩を痛めている65歳の体力は，長距離移動や長い坂道の登りを駆動することができないため，補助電動装置を手動車椅子に装着して，社会参加している．この身体機能で，日本のまちのバリアを考えると，都会の段差のない建物や歩道，バリアフリートイレが設置されている公共トイレなどの社会環境は改善されており，筆者が交通事故で車椅子使用者になった45年前に比べると社会参加するためのバリアは都会でも田舎でも少なくなっている．また，40年前に一人で電車や飛行機を使って上京したとき，駅員から「人に迷惑をかけるのに，どうして一人で動くの？」と言われ「申し訳ありません」とお詫びを言ったが，現在ではそんなことを言う駅員さんはいなくなった．公共の設備や心のバリアフリーも大きく改善したこともあり，車椅子を使って社会参加することも当たり前のことになっている．しかし，依然として，駅のホームで，電車が停車してドアが開いたとき，車椅子で乗車している私を見て，変な顔をする人や乗るのを止めて隣のドアに移動する人がいることも時としてあるのである．私はそれほど変な顔をしてないと思っているが…?!

　また，車椅子の筆者が健常者の友人とともに都会に出張すると，階段やエスカレータが使用できないので，健常者が移動する動線とは全く異なったルートで移動することとなり，多くの場合，遠回りしてエレベータを探して移動することになる．健常者が移動する時間よりも多くの時間を要するのである．スムースな移動をするためには，公共交通機関の利用方法や移動ルート，使用できるエレベータの場所や使用できる時間帯などを事前に調べておく必要がある．地方では，無人の駅舎も多くなっているので，都会ほど利用しやすいとは言い難い．事前(数日前)に連絡して，係員の手配をお願いすることになる．駅員が常駐する駅では，都会での対応と同様に到着駅の係員との連絡がとれてからの乗車となる．

　以上のような経験から，筆者が社会参加して感じている日本のまちのバリアは，障害児(者)を受け入れる心と，電車とホームの段差と隙間である．これらは，今後，時間をかけて「障害児(者)理解を進めるとともに，電車とホームなどの段差と隙間をなくしていかなければならない．

日本のまちのバリアの解消方法

　日本のまちのバリアの解消方法の一つとして，障害のある当事者が勇気を出してもっと積極的に社会参加し，「社会環境を改善すれば，身体に障害があっても社会参加でき，消費税や所得税などの納税者になれることや新たな社会環境の改善などの社会貢献ができること」，また一般の方々へは，「人は誰もが高齢となったとき，身体に障害が現れたり，長い人生の中で身体障害を経験するので，身体障害は他人事ではないこと」などを伝えていくことを伝え，理解を求めていくことが重要と考えている．

日常診療で役立つ「足関節ねんざ症候群」の解説書！

足関節ねんざ症候群
―足くびのねんざを正しく理解する書―

編集 **高尾昌人**（重城病院 CARIFAS 足の外科センター所長）

2020年2月発行　B5判　208頁　定価（本体価格 5,500円＋税）

最新の「足関節ねんざ症候群」の知識をわかりやすく整理し、実地医療に重点を置いてまとめた一書！
知識のアップデートに役立つ本書をぜひお手に取りください！

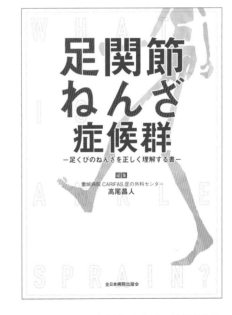

主な目次

 全日本病院出版会 〒113-0033 東京都文京区本郷 3-16-4　Tel：03-5689-5989
www.zenniti.com　　　　　　　　　　　　　　　　　Fax：03-5689-8030

第 10 回日本腎臓リハビリテーション学会学術集会

会　期：2020 年 2 月 22 日(土)～2 月 23 日(日)
会　場：ベルサール新宿グランド
大会長：柴垣有吾(聖マリアンナ医科大学腎臓・高血圧内科教授)
H　P：http://www.pco-prime.com/jsrr2020/
お問合せ先：
　第 10 回日本腎臓リハビリテーション学会運営事務局
　株式会社プライムインターナショナル内
　〒 150-0013　東京都渋谷区恵比寿 1-13-10-601
　Tel：03-6277-0117　fax：03-6277-0118
　E-mail：jsrr2020@pco-prime.com

第 9 回日本がんリハビリテーション研究会

会　期：2020 年 2 月 29 日(土)・3 月 1 日(日)
会　場：名古屋国際会議場
　　　　　〒 456-0036 名古屋市熱田区熱田西町 1 番 1 号
テーマ：がんリハビリテーションと ADL
URL：http://cancer-rehabilitation9.kenkyuukai.jp/
大会長：加賀谷 斉(藤田医科大学医学部リハビリテーション医学 I 講座教授)
参加費：事前申込 5,000 円，当日 6,000 円
お問い合わせ先：
　第 9 回日本がんリハビリテーション研究会事務局
　〒 470-1192　愛知県豊明市沓掛町田楽ヶ窪 1-98
　藤田医科大学医学部リハビリテーション医学 I 講座内
　E-mail：9cancer.rehabilitation@gmail.com

第 14 回関東 MISt 研究会

日　時：2020 年 2 月 29 日(土)14：00～18：00
場　所：慶應義塾大学三田キャンパス　北館ホール・第二会議室
　　　　　東京都港区三田 2-15-45
　　　　　Tel 03-5427-1517
・ミニレクチャー 14：00～15：00(予定)
・一般演題 15：15～16：15(予定)
・基調講演 16：30～17：00
　「実臨床におけるテリパラチド製剤の knack&pitfalls」
　慶應義塾大学整形外科　辻収彦先生
・特別講演 17：00～18：00
　「びまん性特発性骨増殖症に合併した脊椎損傷」
　慶應義塾大学整形外科　岡田英次朗先生
　「胸腰椎損傷に対する MISt の是非」
　新潟市民病院整形外科　澤上公彦先生
・レジデント/ナースコース(ハンズオンを予定)
参加費：1,000 円
問い合わせ先：
　第 14 回関東 MISt 研究会　事務局
　東京都済生会中央病院　整形外科内　富田雄亮
　Email：kantomist14th@gmail.com

第 43 回日本嚥下医学会総会ならびに学術講演会

学会名：The 43rd Annual Meeting of the Society of Swallowing and Dysphagia of Japan
会　期：2020 年 3 月 14 日(土)・15 日(日)
会　場：学術総合センター(一橋講堂)
　　　　　〒 101-8439　東京都千代田区一ツ橋 2-1-2
　　　　　TEL：03-4212-3900
テーマ：嚥下医学の和
会　長：倉智　雅子(国際医療福祉大学成田保健医療学部言語聴覚学科)
H　P：http://www.gakkai.co.jp/enge43/index.html
参加費：10,000 円(当日受付のみ)
※ポストコングレスセミナー【3 月 15 日(日)午後】への参加は別途参加費が必要です.
　本学会に参加登録されている方：1,000 円
　本学会に参加登録されていない方：3,000 円
お問い合わせ先
　＜事務局＞
　国際医療福祉大学　成田保健医療学部　言語聴覚学科
　〒 286-8686　千葉県成田市公津の杜 4 丁目 3
　＜運営事務局＞
　株式会社学会サービス
　〒 150-0032　東京都渋谷区鶯谷町 7-3-101
　TEL：03-3496-6950
　FAX：03-3496-2150
　E-mail：enge43@gakkai.co.jp

第 7 回日本サルコペニア・悪液質・消耗性疾患研究会

会　期：2020 年 4 月 11 日（土）
会　場：横浜市教育会館
大会長：蘆野吉和（鶴岡市立荘内病院　参与）
Ｈ　Ｐ：http://www.mtoyou.jp/jscw7/index.html
お問い合わせ先：
　＜運営事務局＞
　株式会社メディカル東友　コンベンション事業部
　〒 243-0012　神奈川県厚木市幸町 9-10　第 2 ファーメルビル 2 階
　TEL：046-220-1705　FAX：046-220-1706
　E-mail：jscw7@mtoyou.jp

リハ栄養フォーラム 2020

＜福岡＞
日　時：4 月 18 日（土）12：30〜16：30
場　所：JR 博多シティ 9 階 JR 九州ホール
定　員：600 名
募集開始：1 月 17 日（金）
＜盛岡＞
日　時：4 月 26 日（日）12：30〜16：30
場　所：いわて県民情報交流センター アイーナ 会議室 804
定　員：280 名
募集開始：1 月 24 日（金）
＜岡山＞
日　時：5 月 10 日（日）12：30〜16：30
場　所：岡山コンベンションセンター イベントホール
定　員：360 名
募集開始：2 月 10 日（月）
＜東京＞
日　時：5 月 24 日（日）10：00〜16：30
場　所：よみうりホール
定　員：1,000 名
募集開始：2 月 10 日（月）
＜大阪＞
日　時：6 月 21 日（日）12：30〜16：30
場　所：新大阪丸ビル別館 会議室 10 階
定　員：360 名
募集開始：3 月 19 日（木）
＜名古屋＞
日　時：7 月 4 日（土）12：30〜16：30
場　所：東建ホール・丸の内
定　員：360 名
募集開始：4 月 3 日（金）
＜郡山＞
日　時：7 月 12 日（日）12：30〜16：30
場　所：郡山商工会議所 6 階中ホール A
定　員：150 名
募集開始：4 月 10 日（金）

受講料
・福岡，盛岡，岡山，大阪，名古屋，郡山 各会場 3,000 円（税込）
・東京会場　4,000 円（税込）
お申込み：下記 Web サイトよりお申し込みください。
URL：https://www.e-toroku.jp/rihaeiyo2020/

FAX による注文・住所変更届け

改定：2015 年 1 月

毎度ご購読いただきましてありがとうございます.

読者の皆様方に小社の本をより確実にお届けさせていただくために, FAX でのご注文・住所変更届けを受けつけております. この機会に是非ご利用ください.

◇ご利用方法

FAX 専用注文書・住所変更届けは, そのまま切り離して FAX 用紙としてご利用ください. また, 注文の場合手続き終了後, ご購入商品と郵便振替用紙を同封してお送りいたします. **代金が 5,000 円をこえる場合, 代金引換便とさせて頂きます.** その他, 申し込み・変更届けの方法は電話, 郵便はがきも同様です.

◇代金引換について

本の代金が 5,000 円をこえる場合, 代金引換とさせて頂きます. 配達員が商品をお届けした際に, 現金またはクレジットカード・デビットカードにて代金を配達員にお支払い下さい(本の代金＋消費税＋送料). (※年間定期購読と同時に 5,000 円をこえるご注文を頂いた場合は代金引換とはなりません. 郵便振替用紙を同封して発送いたします. 代金後払いという形になります. 送料は定期購読を含むご注文の場合は頂きません)

◇年間定期購読のお申し込みについて

年間定期購読は, 1 年分を前金で頂いておりますため, 代金引換とはなりません. 郵便振替用紙を本と同封または別送いたします. 送料無料, また何月号からでもお申込み頂けます.

毎年末, 次年度定期購読のご案内をお送りいたしますので, 定期購読更新のお手間が非常に少なく済みます.

◇住所変更届けについて

年間購読をお申し込みされております方は, その期間中お届け先が変更します際, 必ずご連絡下さいますようよろしくお願い致します.

◇取消, 変更について

取消, 変更につきましては, お早めに FAX, お電話でお知らせ下さい.

返品は, 原則として受けつけておりませんが, 返品の場合の郵送料はお客様負担とさせていただきます. その際は必ず小社へご連絡ください.

◇ご送本について

ご送本につきましては, ご注文がありましてから約 1 週間前後とみていただきたいと思います. お急ぎの方は, ご注文の際にその旨をご記入ください. 至急送らせていただきます. 2～3 日でお手元に届くように手配いたします.

◇個人情報の利用目的

お客様から収集させていただいた個人情報, ご注文情報は本サービスを提供する目的(本の発送, ご注文内容の確認, 問い合わせに対しての回答等)以外には利用することはございません.

その他, ご不明な点は小社までご連絡ください.

株式会社 全日本病院出版会　〒 113-0033 東京都文京区本郷 3-16-4-7 F
電話 03(5689)5989　FAX03(5689)8030　郵便振替口座 00160-9-58753

FAX 専用注文書

ご購入される書籍・雑誌名に○印と冊数をご記入ください

○	書　籍　名	定価	冊数
	足関節ねんざ症候群―足くびのねんざを正しく理解する書― 新刊	¥5,500	
	読めばわかる！臨床不眠治療―睡眠専門医が伝授する不眠の知識―	¥3,300	
	骨折治療基本手技アトラス―押さえておきたい10のプロジェクト―	¥16,500	
	グラフィック リンパ浮腫診断―医療・看護の現場で役立つケーススタディ―	¥7,480	
	足育学　外来でみるフットケア・フットヘルスウェア	¥7,700	
	四季を楽しむビジュアル嚥下食レシピ	¥3,960	
	病院と在宅をつなぐ 脳神経内科の摂食嚥下障害―病態理解と専門職の視点―	¥4,950	
	ここからスタート！睡眠医療を知る―睡眠認定医の考え方―	¥4,950	
	髄内釘による骨接合術―全テクニック公開，初心者からエキスパートまで―	¥11,000	
	カラーアトラス　爪の診療実践ガイド	¥7,920	
	睡眠からみた認知症診療ハンドブック―早期診断と多角的治療アプローチ―	¥3,850	
	肘実践講座　よくわかる野球肘　肘の内側部障害―病態と対応―	¥9,350	
	医療・看護・介護で役立つ嚥下治療エッセンスノート	¥3,630	
	こどものスポーツ外来―親もナットク！このケア・この説明―	¥7,040	
	野球ヒジ診療ハンドブック―肘の診断から治療，検診まで―	¥3,960	
	見逃さない！骨・軟部腫瘍外科画像アトラス	¥6,600	
	パフォーマンスUP！　運動連鎖から考える投球障害	¥4,290	
	医療・看護・介護のための睡眠検定ハンドブック	¥3,300	
	肘実践講座　よくわかる野球肘　離断性骨軟骨炎	¥8,250	
	これでわかる！スポーツ損傷超音波診断 肩・肘＋α	¥5,060	
	達人が教える外傷骨折治療	¥8,800	
	ここが聞きたい！スポーツ診療Q&A	¥6,050	
	見開きナットク！フットケア実践Q&A	¥6,050	
	高次脳機能を鍛える	¥3,080	
	最新　義肢装具ハンドブック	¥7,700	
	訪問で行う 摂食・嚥下リハビリテーションのチームアプローチ	¥4,180	

バックナンバー申込（※ 特集タイトルはバックナンバー 一覧をご参照ください）

❀**メディカルリハビリテーション（No）**
No＿＿＿＿　　　No＿＿＿＿　　　No＿＿＿＿　　　No＿＿＿＿　　　No＿＿＿＿
No＿＿＿＿　　　No＿＿＿＿　　　No＿＿＿＿　　　No＿＿＿＿　　　No＿＿＿＿

❀❀**オルソペディクス（Vol/No）**
Vol/No＿＿＿　　Vol/No＿＿＿　　Vol/No＿＿＿　　Vol/No＿＿＿　　Vol/No＿＿＿

年間定期購読申込

❀**メディカルリハビリテーション**　　　　　　　　　No.　　　　　　から

❀❀**オルソペディクス**　　　　　　　　　Vol.　　No.　　から

TEL：	（　　　）	FAX：	（　　　）

ご住所	〒		
フリガナ		診療科目	
お名前		要捺印	

FAX 03-5689-8030 全日本病院出版会行

年　　月　　日

住 所 変 更 届 け

お 名 前	フリガナ	
お客様番号		毎回お送りしています封筒のお名前の右上に印字されております8ケタの番号をご記入下さい。
新お届け先	〒　　　　　都道 　　　　　　府県	
新電話番号	（　　　　　）	
変更日付	年　　月　　日より	月号より
旧お届け先	〒	

※ 年間購読を注文されております雑誌・書籍名に✓を付けて下さい。

☐ Monthly Book Orthopaedics （月刊誌）

☐ Monthly Book Derma. （月刊誌）

☐ 整形外科最小侵襲手術ジャーナル （季刊誌）

☐ Monthly Book Medical Rehabilitation （月刊誌）

☐ Monthly Book ENTONI （月刊誌）

☐ PEPARS （月刊誌）

☐ Monthly Book OCULISTA （月刊誌）

FAX 03-5689-8030

全日本病院出版会行

Monthly Book Medical Rehabilitation
バックナンバー在庫 ■■■■■■

2020 年　年間購読のご案内

年間購読料　40,150 円（消費税込）

年間 13 冊発行

（通常号 11 冊・増大号 1 冊・増刊号 1 冊）

送料無料でお届けいたします！

各号の詳細は弊社ホームページでご覧いただけます．
☞www.zenniti.com/

※各号定価(本体価格 2,500 円＋税)(増刊・増大号を除く)

編集主幹：宮野佐年　医療法人財団健貢会総合東京病院
　　　　　　　　　　リハビリテーション科センター長
　　　　　水間正澄　医療法人社団輝生会理事長
　　　　　　　　　　昭和大学名誉教授

No.245　編集企画：
高岡　徹　横浜市総合リハビリテーションセンター
　　　　　　　副センター長

Monthly Book Medical Rehabilitation　No.245

2020 年 2 月 15 日発行　（毎月 1 回 15 日発行）
定価は表紙に表示してあります.
Printed in Japan

発行者　　末 定 広 光
発行所　　株式会社　全日本病院出版会
〒 113-0033　東京都文京区本郷 3 丁目 16 番 4 号 7 階
電話（03）5689-5989　Fax（03）5689-8030
郵便振替口座 00160-9-58753

印刷・製本　三報社印刷株式会社　　　電話（03）3637-0005
広告取扱店　㈱日本医学広告社　　　　電話（03）5226-2791